LE GOÎTRE EXOPHTALMIQUE

INTERPRÉTATION NOUVELLE

PAR

Le Docteur Paul RICHE

de la Faculté de Paris

EX-INTERNE LAURÉAT DES HÔPITAUX DE PARIS
PROSECTEUR A LA FACULTÉ
MEMBRE ADJOINT DE LA SOCIÉTÉ ANATOMIQUE
EX-INTERNE DES HÔPITAUX DE NANCY
LAURÉAT DE LA FACULTÉ DE NANCY (PRIX DE CHIRURGIE 1888)

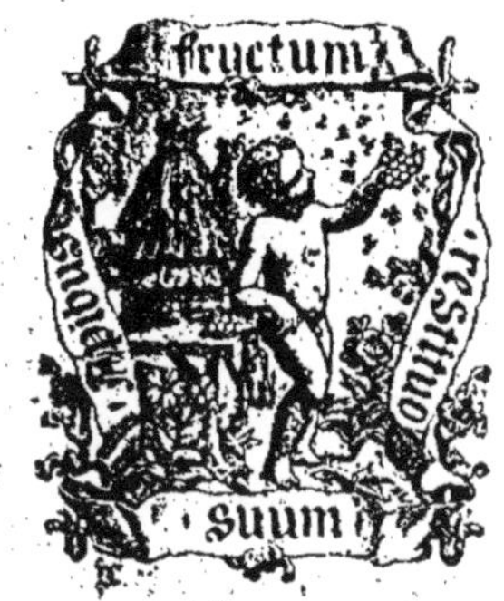

PARIS

SOCIÉTÉ D'ÉDITIONS SCIENTIFIQUES

PLACE DE L'ÉCOLE DE MÉDECINE

4, Rue Antoine-Dubois, 4

1897

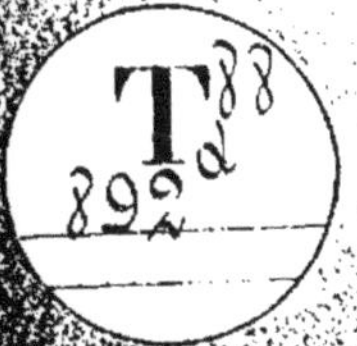

LE GOÎTRE EXOPHTALMIQUE

INTERPRÉTATION NOUVELLE

DU MÊME

De la pathogénie de la nécrose phosphorée. — Revue générale ; Gazette des hôpitaux, 15 oct. 1892.

De la salpingite tuberculeuse. — Revue générale ; Gazette des hôpitaux, 6 mai 1893.

Pyélo-néphrite infectieuse (en collaboration avec R. Marie). — Bull. de la Société anatomique, 2 juin 1893.

Cure radicale de hernie. Occlusion intestinale. Laparotomie ; Mort. — Gazette des hôpitaux, 3 janv. 1895.

Anomalie de l'intestin (pièce du Dr Bagourd). — Bull. de la Société anatomique, 22 novembre 1895.

Hématocèle pelvi-péritonéale ; suite probable de grossesse tubaire (en collaboration avec le Dr Pilliet). — Bull. de la Société anatomique, 6 décembre 1895.

Cure radicale de hernie chez une variqueuse ; phlébite ; non élimination des fils. — Gazette des hôpitaux, 5 mars 1896.

Psoriasis lingual récidivant, non épithéliomateux (en collaboration avec le Dr Pilliet). — Bull. de la Société anatomique, 6 mars 1896.

Fracture du crâne avec grand fracas osseux ; Mort tardive par lésion du trijumeau — Bull. de la Société anatomique, 19 juin 1896.

Fracture comminutive de la face dans un cas de minceur extrême des os. — Bull. Soc. Anat., 27 nov. 1896.

LE GOÎTRE EXOPHTALMIQUE

INTERPRÉTATION NOUVELLE

PAR

Le Docteur Paul RICHE

de la Faculté de Paris

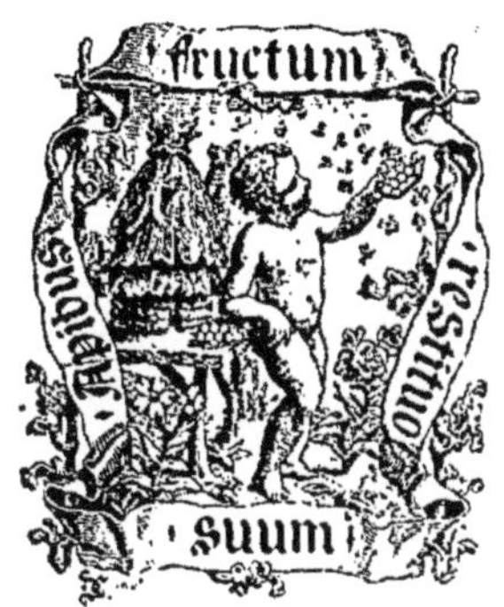

PARIS

SOCIÉTÉ D'ÉDITIONS SCIENTIFIQUES

PLACE DE L'ÉCOLE DE MÉDECINE

4, Rue Antoine-Dubois, 4

1897

A la mémoire de mon Père

Le Docteur J.-B. RICHE

1804-1879

———

A LA MÉMOIRE DE MA MÈRE

———

A la mémoire du Professeur

Léon LE FORT

A MON PRÉSIDENT DE THÈSE

MONSIEUR LE PROFESSEUR TILLAUX

> Dont la bienveillance pour moi ne s'est jamais démentie pendant la trop courte année que j'ai passée dans son service.

A MES MAITRES DANS LES HOPITAUX

Nancy

Externat 1886-87. Clinique médicale : M. le professeur SPILLMANN.
Clinique chirurgicale : M. le professeur GROSS.

» 1887-88. Clinique des vieillards : M. le professeur DEMANGE.
Clinique obstétricale : M. le professeur HERRGOTT.

Internat 1888-89. Clinique chirurgicale : M. le professeur GROSS.

Paris

Externat 1890-91. Lariboisière : M. le docteur GÉRIN-ROZE.

Internat provisoire 1891-92. Saint-Antoine : M. le professeur agrégé LETULLE ; MM. les docteurs MERKLEN ; H. MARTIN ; GALLIARD.

Internat titulaire 1892-93. Clinique ophtalmologique de l'Hôtel-Dieu : M. le professeur PANAS ; M. le professeur agrégé BRUN.

» » 1893-94. Clinique chirurgicale de l'Hôtel-Dieu : M. le professeur LE FORT, † ; M. le professeur DUPLAY ; M. le professeur agrégé LEJARS.

» » 1894-95. Clinique chirurgicale de Necker : M. le professeur LE DENTU ; M. le professeur agrégé RICARD.

» » 1895-96. Clinique chirurgicale de la Charité : M. le professeur TILLAUX.

J'ai plaisir à leur adresser ici un public hommage de ma reconnaissance, car c'est à eux que je dois mon éducation clinique.

A·Monsieur le Professeur L.-H. FARABEUF

Qui m'a fait comprendre et aimer
l'anatomie et m'a initié à la médecine
opératoire.

Avant-propos

Je n'ai voulu faire ni un recueil d'observations rapprochées de gré ou de force, ni une compilation de lectures plus ou moins bien digérées, ni un index bibliographique. Ce qu'on va lire ne sera qu'une thèse, au sens étymologique du mot, c'est-à-dire une proposition présentée, développée et soutenue par son auteur.

On n'y trouvera donc, en fait d'observations, que quelques résumés et quelques fragments qui m'ont semblé utiles à ma démonstration. Quant à la bibliographie, je n'ai pas essayé de dresser la liste de tous les travaux parus sur la maladie de Graves; je n'ai donné que les indications nécessaires à celui qui désirerait contrôler mes citations.

Bonne ou mauvaise, l'œuvre est du moins personnelle; elle contient une idée, vraie ou fausse, en tout cas nouvelle. Si quelqu'un, à brûle-pourpoint, avait émis devant moi cette idée il y a quelque trois ans, j'eusse très probablement haussé les épaules : l'esprit humain est ainsi fait que toute chose lui semble absurde, qui n'est pas encore banale. La première fois qu'elle traversa mon cerveau, elle me fit l'effet d'un agréable paradoxe. Depuis je l'ai retournée sur toutes ses faces; plus j'y ai réfléchi, plus elle m'a semblé vraie, et, grâce à elle, sont devenus clairs pour moi des faits que je ne m'étais pas expliqués jusqu'alors.

J'ai fait la critique des théories émises sur le sujet qui m'a occupé sans me laisser arrêter par l'autorité de leurs parrains. J'ai donné une conception nouvelle; les choses me semblent se passer comme si elle était la véritable, mais je me garderai bien d'affirmer qu'il en est ainsi. Au problème, qui ne me paraissait pas résolu, je crois avoir trouvé *une* solution, j'ignore si c'en est *la* solution, n'ayant pu en faire la preuve matérielle.

« Ainsi vous pouvez construire toute la symptomatologie de la maladie de Basedow, sans le goître, bien entendu, puisqu'il en est la cause. Une théorie qui permet cela doit être la vraie ». Tel est le raisonnement de Lemke (1) ; ce ne sera pas le mien.

Les interprétations de ceux qui m'ont précédé ne me satisfaisaient pas, la mienne me satisfait davantage, mais je n'y croirai fermement que le jour où l'observation dirigée sans parti-pris dans ce sens aura trouvé un fait incontestable.

Je prierai donc le lecteur — s'il s'en présente — de mettre de côté toute idée préconçue et de me suivre à travers ces quelques pages. J'espère que, parvenu au terme sans trop de fatigue, il en viendra à penser comme moi que, si la démonstration n'est pas absolue, au moins la conception est-elle claire et logique et explique-t-elle à peu près tous les faits, ce qu'aucune autre ne pouvait faire.

Si les observations nécropsiques viennent un jour confirmer mes conclusions actuelles, j'en serai certainement fort aise ; dans le cas contraire, je serai le premier à reconnaître que j'étais à côté de la vérité. Mon hypothèse alors sera remisée avec les autres et je m'en consolerai facilement, la sachant en bonne et nombreuse compagnie.

Le plan que j'ai suivi est fort simple : après une étude rapide de la symptomatologie, je verrai s'il est possible de faire table rase de toutes les théories pathogéniques émises jusqu'à ce jour ; puis je tenterai de reconstruire sur des bases nouvelles l'édifice démoli.

(1) Lemke. — Ueber Frühdiagnose und Theorie des Morbus Basedowii-Münchner med. Wochenschrift, 1896, p. 334.

PREMIÈRE PARTIE

CHAPITRE PREMIER

Symptomatologie

Tachycardie, goître, exophtalmie, tels étaient il n'y a pas fort longtemps les symptômes qui constituaient la triade clinique. C'étaient les symptômes observés par Parry dès 1825, mais que Graves et Basedow eurent le mérite de grouper en une entité morbide distincte. Depuis on a décrit d'autres signes d'ordre très varié et il est devenu nécessaire, pour éviter la confusion, de les diviser en signes cardinaux et signes accessoires.

A. Signes cardinaux. — Ils comprennent la triade classique, à laquelle on a ajouté le tremblement décrit dans une observation de Charcot (1), mis en valeur surtout par Marie (2). Il faut encore y faire rentrer d'après Charcot, le signe découvert par Vigouroux, la diminution de la résistance électrique.

Le *goître* est de dimensions fort variables ; parfois fort petit et demandant à être recherché avec soin, il est dans d'autres cas très volumineux. Souvent c'est plutôt un élargissement de la base du cou qu'une tumeur véritable qui se présente à l'observateur. Sa consistance est le plus souvent molle, mais il y a assez fréquemment des parties fibreuses. « Il se réduit

(1) Charcot. — Gazette hebdomadaire, 1862, p. 563.
(2) Marie. — Contribution à l'étude et au diagnostic des formes frustes de la maladie de Basedow. Thèse de Paris, 1883.

comme du tissu érectile quand on le comprime légèrement
avec la main (1) » ; mais cette réduction est très fréquemment
incomplète. Il occupe toute la glande, ou un lobe seulement
— c'est alors le plus ordinairement le lobe droit ; parfois c'est
l'isthme qui en est le siège, parfois c'est une thyroïde acces-
soire.

Ce que ce goitre présente de plus remarquable, ce sont les
sensations qu'il donne à la palpation et à l'auscultation. La
tumeur est pulsatile ; ce ne sont pas des battements transmis
puisqu'elle présente une expansion manifeste à chaque systole
cardiaque. En outre, la main y perçoit « un frémissement qui
rappelle le thrill des anévrysmes artério-veineux » (2). Aussi,
Trousseau (3) nous dit-il, d'après Graves et E. Vidal, que deux
fois on crut à l'existence d'un sac anévrysmal.

« L'erreur est d'autant plus facile, ajoute Trousseau, que
dans le goitre exophtalmique le stéthoscope fait entendre des
bruits de souffle simples ou doubles avec renforcement diasto-
lique, comme dans les cas d'anévrysme simple ou cirsoïde. »
Graves parlait de bruit de frôlement éclatant. C'est en somme
un bruit de souffle continu avec renforcement au moment de
la systole cardiaque.

Ce frémissement et ce souffle signalés par tous les auteurs
ont pour tous une importance considérable, à cause de leur
absence dans le goitre ordinaire. Mais c'est surtout Guttmann (4)
qui leur attache une grande valeur diagnostique : « Le souffle
artériel dans le goitre ne manque jamais au cours d'une maladie
de Basedow. »

(1) Traité de médecine, t. VI, 1894, p. 994.

(2) Rendu. — Dictionnaire encyclopédique des sciences médicales,
4ᵉ série, t. IX, 1883, p. 558.

(3) Trousseau. — Clinique médicale de l'Hôtel Dieu de Paris, 5ᵉ édition,
t. II, p. 554.

(4) Guttmann. — Deutsche med. Wochenschrift, 1893. p. 254. Das arte-
rielle Strumageräusch bei Basedow'scher Krankheit und seine diagnostiche
Bedeutung.

Ce n'est pas seulement le corps thyroïde qui est pulsatile et frémissant, c'est encore toute la région cervicale inférieure. Carotides et jugulaires, dit-on, présentent le souffle et le frémissement. La sous-clavière a été oubliée par les observateurs. Il faut noter d'ailleurs que ces phénomènes vasculaires ne dépassent guère la région thyroïdienne. Cela ressort nettement de deux observations de Trousseau « on entend dans la tumeur un souffle léger avec renforcement, qui ne se prolonge point dans les artères du cou » (loc. cit. p. 564). « Le stéthoscope appliqué sur la tumeur permettait de constater le double bruit de souffle dont je vous ai déjà parlé, et qui, au-dessus de la tumeur... était simple et correspondait à la systole ventriculaire. On acquérait ainsi la preuve que le double souffle entendu dans le bronchocèle n'était pas uniquement dû à la transmission des bruits qui se passaient dans la carotide primitive, puisqu'il n'y avait qu'un bruit simple dans les vaisseaux artériels » (loc. cit., p. 596).

Ces phénomènes ne sont pas sans produire des symptômes subjectifs. Le malade « sent sa tête douloureusement ébranlée par les battements tumultueux de ses artères » (1). Mais « il est assez remarquable, dit Rendu (loc. cit. p. 569) que chez eux malgré les pulsations vasculaires très considérables.... il n'existe jamais dans les yeux cette sensation de battement, ni de bruissement oculaire qu'éprouvent si manifestement les sujets atteints d'anévrysme artério-veineux et de tumeur cirsoïde de l'orbite ».

La *tachycardie* est très marquée et constante. C'était pour Germain Sée le seul signe constant. Le pouls bat de 90 à 150 fois et plus par minute. Malgré sa fréquence il reste assez souvent régulier; d'autres fois on note des faux pas, des redoublements ou encore des paroxysmes se produisant brusquement et disparaissant de même : le pouls d'une minute à l'autre peut aller de 130 à 220 et 250 (2).

(1) Jaccoud. — Traité de pathologie interne, 6ᵉ édition, 1889, t. I, p. 803.
(2) Von Hoesslin. — Münchner Med. Wochenschrift, 1896, p. 25. Neues zur Pathologie des Morbus Basedowii.

Tous les auteurs ont relevé le frappant contraste entre la petitesse du pouls radial ou crural et la violence de celui des vaisseaux du cou.

Cette tachycardie se traduit pour le malade par des palpitations devenant plus violentes par moments.

La main appliquée sur la région précordiale perçoit nettement une augmentation du choc du cœur; l'organe est souvent hypertrophié, mais ne présente pas d'ordinaire de souffles.

L'*exophtalmie* est directe, le plus souvent bilatérale et symétrique, mais presque toujours l'un des yeux est devenu saillant avant l'autre. Elle peut rester unilatérale indéfiniment (1) et coïncide généralement alors avec une prédominance de la tumeur thyroïdienne du même côté. Pourtant Yeo (2) donne l'observation d'une dame présentant d'abord un goitre droit avec une exophtalmie gauche, puis le lobe gauche se prend et l'œil droit devient saillant à son tour.

Le degré de projection du globe varie dans de grandes proportions. On l'a vu tel qu'il a suffi d'un examen imprudent pour amener la luxation.

« L'imminence de l'exophtalmie se révèle ordinairement par un symptôme particulier qui consiste dans une contraction singulière du releveur de la paupière supérieure. Celle-ci, obéissant à ce spasme, ne descend plus autant que de coutume, ce qui devient très manifeste lorsque l'œil s'abaisse, mouvement auquel s'associe normalement la paupière supérieure. Il ne faudrait pas croire que ce phénomène dépend du degré de l'exophtalmie; car quelquefois il est très prononcé sans qu'on puisse, avec la plus grande attention, constater la moindre saillie de l'œil correspondant.

« C'est cette rétraction de la paupière qui, en découvrant

---

(1) Völkel. — Ueber einseitigen Exophtalmus bei Morbus Basedowii. Diss. inaug. Berlin, 1890.

(2) Yeo. — A case of oxophtalmic goiter with new phenomena. The British med. Journal, 1877, 17 mars.

uné portion ordinairement cachée de la sclérotique au-dessus
de la cornée, donne au regard ce caractère d'étonnement et de
dureté signalé par la plupart des observateurs, et qui augmente
tout naturellement par l'effet d'une exophtalmie croissante (1).

Ces lignes nous font saisir à la fois la cause et la parenté
des signes décrits par de Graefe et par Stellwag. De Graefe (2)
a signalé le défaut de synergie entre les mouvements d'éléva-
tion et d'abaissement du globe et ceux de la paupière supérieure, défaut de synergie surtout apparent dans le regard en bas.

Stellwag (3) a signalé deux choses : la lagophtalmie, c'est-à-
dire l'impossibilité de fermer complètement les paupières ; la
rareté du clignement, qui est moins complet et plus lent. Ces
détails avaient d'ailleurs été notés déjà par Sichel (4).

Quel est l'état de la pupille? Elle semble avoir ses dimensions
normales dans la grande majorité des cas. De Graefe, sur 200 cas,
ne l'a jamais trouvée dilatée. Elle l'est pourtant quelquefois ; dans
un cas que cite Trousseau « la pupille était dilatée et il y avait
paresse de l'iris » (loc. cit. p. 553) ; quelques pages plus loin
(p. 561), dans une observation de Trousseau et Cazalis, nous
retrouvons une dilatation notable des pupilles.

On a noté encore du côté des yeux de l'ophtalmoplégie externe,
qui n'est guère qu'un certain degré de limitation des mouvements
de l'œil ; plus souvent encore de la parésie de la convergence.

La vision est en général peu modifiée.

Le *tremblement* est menu, limité le plus souvent aux membres

(1) Wecker. — Traité théorique et pratique des maladies des yeux, t. I,
p. 707, 1863.

(2) Von Graefe. — Ueber Basedow'sche Krankheit. Deutsche Klinik,
1864, p. 158. Klinische Monatsblätter für Augenheilkunde, 1864, p. 183. —
Le rapprochement de ces dates pourrait faire attribuer à Wecker la pater-
nité du signe de de Graefe. Il n'en est rien, puisque Wecker, dans le volume
daté de 1863, cite de Graefe avec la date de 1864.

(3) Stellwag von Carion. — Ueber gewisse Innervationsstörungen bei
Basedow'scher Krankheit. Klinische Monatsblätter für Augenheilkunde,
1869, p. 216-219.

(4) Sichel. — Bulletin général de thérapeutique, 1846, p. 349.

supérieurs, atteignant parfois la tête. La main oscille 8 à 9 fois par seconde, sans tremblement individuel des doigts, ce qui distingue ce signe du tremblement alcoolique. C'est, avec la tachycardie, le symptôme le plus fréquemment noté.

Quant à *la diminution de la résistance électrique*, elle est très considérable. Au lieu de 4000 ohms, chiffre moyen de la résistance des sujets normaux, on trouve environ 1000 ohms et quelquefois moins.

B. Signes accessoires. — Aux symptômes précédents peuvent s'ajouter des crises épileptiformes, des accidents choréiformes, des crampes musculaires, un certain degré de paraplégie, des névralgies affectant surtout le cou et la tête, de la fausse angine de poitrine. Il fut un temps où tous les symptômes nerveux observés étaient attribués à la maladie de Basedow elle-même ; la tendance actuelle est plutôt à parler de coïncidence, un basedowien ayant le droit d'être tabétique et réciproquement.

Presque toujours les malades sont irritables, agités ; le caractère s'est modifié et les troubles psychiques peuvent côtoyer l'aliénation mentale.

La peau est le siège d'éruptions diverses, de vitiligo, d'œdèmes. On a signalé la chute des cheveux, des cils, des ongles, de la barbe.

Les troubles digestifs sont variés et caractérisés surtout par leur mobilité : alternatives de boulimie et d'anorexie, diarrhées fugaces, vomissements.

Du côté de l'appareil respiratoire on observe de la dypsnée paroxystique, une toux sèche et fréquente sans que l'auscultation révèle aucune lésion.

L'appareil génital n'est pas indemne. Ce que l'on observe le plus ordinairement c'est l'aménorrhée et un certain degré d'atrophie.

Enfin on a signalé de la polyurie, de la glycosurie, de l'albuminurie, mais il est souvent bien difficile de dire si ces

signes rencontrés chez des basedowiens appartiennent en propre
à la maladie de Basedow.

La *marche* est des plus irrégulières. Ce sont les femmes qui
paient le plus lourd tribut à la maladie. Le seul auteur qui ait
observé plus d'hommes que de femmes est Chvostek (1), mais
l'apparente anomalie s'explique par sa qualité de médecin mili-
taire.

Le plus grand nombre des cas se produisent pendant la
période d'activité génitale. Le plus jeune sujet observé avait
deux ans et demi (2).

La maladie se constitue souvent d'une façon lente et pro-
gressive ; les patients se plaignent d'abord de palpitations ; le
goître n'est remarqué qu'un peu plus tard, puis vient ou ne
vient pas l'exophtalmie.

Ailleurs le début est brutal et le tableau clinique est au
grand complet en douze ou vingt-quatre heures.

C'est ensuite par exacerbations et par rémissions que se
fait l'évolution qui peut aboutir soit à la cachexie et à la mort
(25 o/o des cas), soit à la guérison, qui reste habituellement
incomplète.

Les exacerbations se produisent à l'occasion de la menstruation, de la grossesse (qui, dans quelques cas, a semblé au
contraire avoir un effet favorable), des efforts physiques ou des
émotions morales.

(1) Chvostek. — Weitere Beiträge zur Pathologie und Electrotherapie.
der Basedow'schen Krankheit. Wiener med. Presse, 1872.

(2) Von Dusch. — Lehrbuch der Herzkrankheiten, 1868, p. 349.

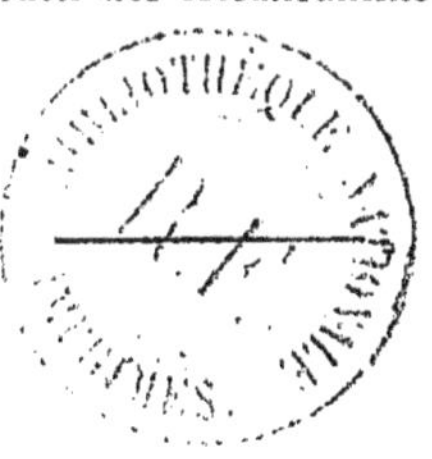

CHAPITRE DEUXIÈME

Formes frustes. — Faux goîtres exophtalmiques

Lorsque les symptômes cardinaux que je viens de rappeler ne sont pas au complet, le cas est dit fruste (Marie, loc. cit.). C'est l'exophtalmie qui manque le plus souvent : goître, tachycardie, tremblement suffisent à caractériser la maladie. Le goître pourrait aussi manquer, c'est là un point sur lequel j'aurai à revenir.

Je suis pleinement convaincu de l'existence des cas frustes, mais il me semble qu'on a singulièrement abusé de cette étiquette et je connais dans la littérature quelques observations dont le diagnostic me laisse rêveur. La pente sur laquelle on s'engage est glissante, et si, comme le disait G. Sée, « il n'y a qu'un seul symptôme constant, primitif, fondamental, à savoir le cœur accéléré ou tachycardie, » je me demande vraiment pourquoi on s'est donné la peine de décrire à part la tachycardie paroxystique essentielle, au lieu d'en faire tout bonnement une forme fruste de la maladie de Graves.

Les chirurgiens sont tombés parfois dans une autre erreur : parmi les cas par eux traités il en est où il s'agit simplement de goître avec stase veineuse, ou d'asystolie banale chez un goîtreux.

Étant donné que nous savons si peu de chose sur la nature

de l'affection, il me semble qu'il serait sage de faire abstraction, au moins momentanément pour la discussion, de tous ces cas *trop frustes* aussi bien dans les observations médicales que dans les chirurgicales. Ils ne servent qu'à éterniser des polémiques trop faciles, car ce sont généralement ceux-là qu'on oppose à ses adversaires.

Il n'y a pas encore bien longtemps le goître exophtalmique ressortissait sans discussion à la pathologie interne. Grand fut l'étonnement des médecins lorsqu'ils remarquèrent que le syndrome d'eux bien connu, se greffait quelquefois sur un vieux goître, affection pourtant chirurgicale (1). Les faits allaient contre la notion classique. « Il n'y a aucun rapport à établir entre les deux maladies, de nature différente. En Suisse, dans le canton de Vaud, où règne à l'état endémique le goître, la névrose est inconnue. En Irlande, pays de la névrose, il n'y a pas de goîtreux. » (Rendu, loc. cit.) C'étaient, comme d'habitude, les faits qui avaient raison. Mais l'étonnement devint du scandale lorsque quelques chirurgiens, au premier rang desquels mon maître le professeur Tillaux, osèrent porter un bistouri sacrilège sur des malades essentiellement médicaux et poussèrent l'outrecuidance jusqu'à les guérir.

Tenus d'abord pour suspects, ces faits se multiplièrent et force fut bien d'en tenir compte. La solution ne tarda pas : on en fit de faux goîtres exophtalmiques. Cette solution, acceptée par les chirurgiens eux-mêmes, est en train d'être abandonnée par tout le monde.

Le faux goître exophtalmique doit sa naissance au raisonnement suivant : « La maladie de Graves est une névrose, la thyroïdectomie ne saurait guérir une névrose, donc les malades guéris chirurgicalement avaient de faux goîtres exophtalmiques. » Le syllogisme était parfait, à part une pétition de principes.

(1) Lasvènes. — De la maladie de Basedow développée sur un goître ancien. Th. Paris, 1891, n° 202.

Dans la thèse d'agrégation de Boursier (1) nous lisons :
« Quelle que soit la théorie, tous les auteurs s'accordent à en
faire une maladie réclamant des moyens médicaux. A peine si
dans le cas où le goître provoque des accidents graves de
suffocation, permet-on une intervention chirurgicale palliative,
une trachéotomie destinée à empêcher l'asphyxie ; puis le rôle
du chirurgien cesse et le traitement médical continue son
œuvre. »

C'est ensuite Chrétien (2) : « Certaines lésions du corps thyroïde
peuvent déterminer l'apparition de symptômes analogues à ceux
du goître exophtalmique..... Mais ce sont là de fausses maladies
de Basedow ».

Audry (3) se demande s'il est légitime de traiter chirurgicalement une maladie de Graves : « nous pensons qu'il faut répondre
négativement, *et cela surtout à cause des progrès accomplis par
l'idée qui attribue au goître exophtalmique une origine nerveuse
centrale* ».

Prenons l'article de Gauthier (de Charolles) (4) nous trouvons en
note : « Nous disons goître exophtalmique vrai par opposition au
goître exophtalmique chirurgical (Le Dentu, Tillaux, Bénard) ; le
premier étant une vraie névrose, d'origine centrale, intrinsèque,
auquel il convient de réserver spécialement le nom de maladie de
Graves, le second, qu'on devrait nommer pseudo-goître exophtalmique, étant d'origine réflexe, extrinsèque, provoqué par l'action
de la glande thyroïde primitivement hypertrophiée ».

Voici un extrait de la revue de Brühl (5) : « Sommes-nous

(1) Boursier. — De l'intervention chirurgicale dans les tumeurs du corps
thyroïde. Th. agrég., 1880.

(2) Chrétien. — De la thyroïdectomie. Th. Paris, 1888.

(3) Audry. — Sur le traitement chirurgical du goître exophtalmique.
Bull. méd, 1889, p. 708.

(4) Gauthier (de Charolles). — Du goître exophtalmique considéré au
point de vue de sa nature et de ses causes. Rev. méd., 1890, p. 428.

(5) Brühl. — Des rapports du goître simple avec la maladie de Basedow ;
des faux goîtres exophtalmiques. Gaz. des hôp., 1891, p. 703.

autorisés dans tous ces cas à porter le diagnostic de goitre exophtalmique, *puisqu'il est notoire que la maladie de Basedow n'est pas le résultat de l'altération du corps thyroïde, et que par conséquent la thyroïdectomie ne saurait guérir le goitre exophtalmique?* « Et plus loin : « Il s'agirait donc dans ces deux conditions d'une forme spéciale de goitre exophtalmique bien distincte de la névrose : c'est à ces cas que nous proposons de donner le nom de faux goitres exophtalmiques ».

A. Broca (1) accepte cette distinction : « Ces goitres secondairement exophtalmiques sont en effet ceux où la chirurgie peut être efficace et il faut les différencier des goitres exophtalmiques proprement dits ».

Ripamonti (2) distingue également les deux variétés et conclut : « Mais on ne peut pas intervenir efficacement dans la vraie maladie de Basedow, *puisqu'elle dépend du système nerveux central.* »

La thèse de Duhamel (3) est un plaidoyer en faveur de ce faux goitre exophtalmique. « Les auteurs sont actuellement d'accord pour assigner à la maladie de Basedow une cause univoque, et à la considérer comme une névrose générale. » (page 6) « Faut-il faire rentrer ces observations dans le cadre du goitre exophtalmique vrai ? *Et alors que devient la théorie de la névrose générale actuellement admise ?* »

Buschan (4), partant en guerre contre la théorie thyroïdienne, distingue aussi une maladie de Basedow pure, primitive ou idiopathique et une autre symptomatique, secondaire ou pseudomaladie de Basedow.

(1) Broca. — Bull. de la Soc. Anat., 20 mars 1891.

(2) Ripamonti. — L'estirpazione del gozzo nel morbo di Basedow. Gaz. méd. lombarde, 1893, p. 281.

(3) Duhamel. — Contribution à l'étude du faux goitre exophtalmique. Th. de Paris. 1894, n° 170.

(4) Buschan. — Die Basedow'sche Krankheit. Leipzig et Vienne, 1894. Kritik der modernen Theorien über die Pathogenese der Basedow'schen Krankheit. Wiener med. Wochenschrift, 1894, col. 2188.

Parmi les chirurgiens qui ont opéré des basedowiens, Berndt (1), tout en faisant la critique de Buschan, fait aussi deux catégories : les basedowiens et les goitreux devenant basedowiens.

Je donne enfin la parole à M. le professeur Tillaux (2) : « Me basant sur ces faits, je pensai que la variété goitre exophtalmique dépend, non de la nature ni du volume de la tumeur, mais du rapport que celle-ci affecte avec les vaisseaux et nerfs de la région ; je pensai que la tumeur était la cause initiale et unique de la production de ce goitre. Mais de nouveaux faits m'ont porté à accepter une autre opinion, à savoir qu'il existe bien réellement un goitre exophtalmique, même sans tumeur appréciable du corps thyroïde, et qui n'a rien de chirurgical. »

Je laisse parler maintenant les adversaires de cette distinction.

M. le professeur Joffroy (3) : « Je n'accepte pas davantage la division du goitre chirurgical et du goitre médical. Le goitre médical serait la vraie maladie de Basedow, et le goitre chirurgical ne serait qu'une fausse maladie de Basedow.

» Qu'on dise qu'il y a des maladies de Basedow dans lesquelles le chirurgien peut intervenir, et qu'on appelle ces cas chirurgicaux, tandis que dans d'autres cas le chirurgien ne le peut pas et qu'alors on les appelle médicaux, je le veux bien : mais sachez bien que goitres médicaux et chirurgicaux ne font qu'une même maladie avec des indications thérapeutiques différentes. »

Lemke (4) s'exprime ainsi : « Ou bien c'est une maladie de Basedow ou ce n'en est pas une. Que l'on trouve donc pour

(1) Berndt. — Chirurgische Behandlung der Basedow'schen Krankheit. Arch. f. Klin. Chir., 1896. t. LII, p. 709.

(2) Tillaux. — Traité d'anatomie topographique, 8ᵉ édition, 1895, p. 427.

(3) Joffroy. — Nature et traitement du goitre exophtalmique. Progrès méd., 1894, p. 207.

(4) Lemke. — Ueber Diagnose und Theorie des Morbus Basedowii. Deutsche Med. Wochenschrift, 1894, p. 953.

ces formes dites fausses un nom nouveau, l'occasion de devenir célèbre ne se rencontre pas tous les jours. »

Eulenburg (1). « En ce qui concerne les résultats chirurgicaux, notamment les résections thyroïdiennes (strumectomies partielles), en dépit de quelques voix discordantes même du côté des chirurgiens (Wölfler), le nombre des cas d'amélioration et de guérison observés continue à s'élever de telle façon que nous n'avons pas le droit de les ignorer, et que, bon gré malgré, il nous faut en prendre note au point de vue pratique et au point de vue théorique. »

Et comme conclusion de ce chapitre je dirai avec mon excellent ami et ancien collègue Létienne (2) : « Notre manière de considérer cette maladie est actuellement si singulière que, quand nous saisissons la cause d'une altération du corps thyroïde avec syndrôme de Graves, nous nous empressons de ranger le cas parmi les fausses maladies de Basedow. Or, il n'y a pas de pseudo-maladies de Basedow; il n'y a que des goîtres exophtalmiques dont la cause nous paraît connue pour les uns, ignorée pour les autres. Et nous irons ainsi jusqu'au jour où nous nous apercevrons que la vraie maladie de Basedow n'est que la réunion de toutes ces fausses maladies de Basedow. »

(1) Eulenburg. — Basedow'sche Krankheit. und Schilddrüse. Deutsche Med. Wochenschrift, 1894, p. 769.

(2) Létienne. — Manuel de médecine, t. IV, p. 406.

CHAPITRE TROISIÈME

Critique des Théories

L'étrangeté de cette maladie a attiré sur elle l'attention de tous les pathologistes, et cela aussitôt qu'elle fut décrite. Les interprétations furent nombreuses et chacun pour ainsi dire eut la sienne. Avant d'essayer d'établir une théorie nouvelle je vais examiner les diverses conceptions que l'on a présentées afin de voir s'il est permis d'en faire table rase.

A côté de l'exophtalmie et du délire du cœur les altérations du corps thyroïde paraissaient si peu importantes que l'on comprend fort bien que certaines théories ne leur aient attribué aucune influence causale. Mais les résultats des interventions, et l'importance physiologique qu'a acquise la glande, ont rappelé l'attention sur elle.

Je classerai les auteurs en deux grandes catégories : les uns ont cherché l'explication de la maladie en dehors du corps thyroïde, les autres l'ont cherché dans cet organe lui-même.

A. — Théories extra-thyroïdiennes

I. Théories cardio-vasculaires. — Les palpitations, la faiblesse excitable des malades firent admettre au début comme *primum movens* une affection cardiaque, ou encore l'anémie.

Graves, Stokes, Luton, parlent de maladie du cœur.

Basedow, Begbie, Beau, Bouillaud, penchaient pour l'anémie.

Ces opinions n'ont plus guère aujourd'hui qu'un intérêt historique. Sauf la tachycardie et un léger degré d'hypertrophie, il n'y a rien de constant dans l'état du cœur chez les basedowiens. Les autopsies l'ont montré normal ou atteint de lésions diverses. De sorte que la seule conclusion à tirer est celle-ci : les maladies du cœur ne mettent pas à l'abri du goître exophtalmique. On peut ajouter : et celui-ci les aggrave par le surmenage qu'il impose à l'organe malade.

C'est entre cette théorie cardiaque et la théorie nerveuse que doit se placer logiquement la conception un peu vague de Trousseau, pour qui la maladie de Basedow était une névrose du cœur. A supposer qu'une névrose explique quelque chose, la névrose du cœur pourrait expliquer la tachycardie, mais difficilement le reste du tableau clinique.

II THÉORIES NERVEUSES. — Toutes les théories, y compris la théorie thyroïdienne, font intervenir le système nerveux. Je n'ai en vue ici, bien entendu, que celles qui mettent dans le système nerveux le point de départ de la maladie.

Les expériences de C. Bernard sur le sympathique cervical devaient naturellement faire penser à une altération organique ou fonctionnelle de ce nerf. Mais comme on voulait, par cette seule cause, expliquer toute la symptomatologie, les difficultés ne tardaient pas à se présenter.

C. Bernard obtenait par l'excitation du sympathique cervical l'exophtalmie, la dilatation pupillaire et la tachycardie ; mais il obtenait de la vaso-constriction, ce qui contrastait avec la dilatation des vaisseaux de la base du cou dans la maladie de Basedow.

En admettant une paralysie du sympathique, on obtenait bien, pensait-on, la dilatation des vaisseaux thyroïdiens (d'où goître) et orbitaires (d'où exophtalmie), mais la tachycardie faisait défaut.

Le sympathique cervical, quoique contenant une majorité de vaso-constricteurs, contient aussi des vaso-dilatateurs. On pouvait à la rigueur supposer une excitation portant sur les fibres oculaires, accélératrices cardiaques et vaso-dilatatrices, à l'exclusion des vaso-constricteurs. Mais c'était déjà là, il faut l'avouer, de la physiologie faite sur mesure.

On pouvait supposer encore qu'il y eût à la fois excitation des fibres cardio-oculaires et paralysie des vaso-constricteurs.

Si l'on renonçait au grand sympathique pour expliquer la tachycardie, on avait encore la ressource d'invoquer une paralysie du vague pour le cœur, une paralysie du sympathique pour les vaisseaux. Il fallait déjà faire intervenir deux nerfs ; comme de plus la paralysie du vague entraîne des troubles de la déglutition et des troubles beaucoup plus graves du côté des poumons, il fallait de toute nécessité remonter au bulbe où centres cardiaque, respiratoire et œsophagien peuvent être isolément atteints.

C'est ce qui fut fait. Mon maître, M. le professeur Panas (1), fut un des premiers, avec Vulpian, à parler de localisation bulbaire. Ce sont ces théories centrales, admettant ou non des lésions, qui étaient à peu près les seules admises jusqu'à l'avènement de la théorie de l'hypersécrétion.

Pour M. le professeur Panas la dilatation des vaisseaux du cou est due à la paralysie du centre intra-crânien du sympathique, l'exophtalmie à celle du centre de la cinquième paire, la tachycardie à celle du noyau cardiaque du vague. C'est une névrose bulbo-prosubstantielle.

Gauthier (de Charolles) fait de la maladie une névrose générale vaso-motrice ayant son point de départ dans la région bulbo-protubérantielle. Il prétend que seule une excitation « moyenne, suffisante, mesurée » du vague donne le ralentissement du cœur ; une excitation légère et une excita-

____

(1) Panas. — Traité des maladies des yeux, t. II, 1894, p. 412.

tioñ énergique produisant des effets analogues à la paralysie, c'est-à-dire la tachycardie. Une légère excitation de la région bulbo-protubérantielle donnera une accélération passagère du cœur ; que du premier coup l'excitation soit trop énergique et le cœur se livrera d'une façon permanente à des mouvements désordonnés. Il fait intervenir ensuite le nerf de Cyon qui amènera la vaso-dilatation des vaisseaux mésentériques et de ceux du cou et de la tête (d'où goïtre et exophtalmie) ; la dilatation des vaisseaux mésentériques amènera à la fois de la diarrhée, parce qu'elle produit de l'exsudation et de la boulimie, parce que l'absorption devient trop rapide. (J'avoue ne pas comprendre très bien que l'absorption plus rapide marche de pair avec l'exsudation). La sensation de chaleur s'explique tout naturellement par le voisinage du centre calorifique (1).

En général on n'a pas poussé les choses aussi loin, mais les partisans de la névrose étaient légion. Je citerai Charcot, Rendu, Huchard, Ballet, (en 1893), Marie, Burney Yeo, Filchne, Trumet de Fontarce, Cheadle, Buschan.

D'autres, comme Hitschmann (2), admettaient des altérations passagères ou permanentes de l'état de contraction des artères nourrissant les centres bulbaires, « artères dont peut-être l'une ou l'autre nourrit des groupes de noyaux voisins, sans qu'il y ait d'anastomoses ».

Pendant que la plupart des auteurs admettaient des troubles fonctionnels, d'autres décrivaient des lésions et ces lésions étaient plus diverses encore que les théories.

Les premières notées furent celles de l'autopsie que firent Lancereaux et Peter : augmentation de volume et de vascularité du ganglion cervical inférieur, surtout du côté droit, vaisseaux nombreux à sa surface et dans son intérieur. (Trousseau, loc. cit., p. 590).

(1) Gauthier (de Charolles). — Revue de médecine, 1890, p. 409.
(2) Hitschmann. — Wiener Klin. Wochenschrift, 1894, p. 923-945.

Eulenburg et Guttmann (1) rassemblent huit cas analogues; puis l'on en trouve d'autres de Reith (2), Moore (3), Recklinghausen (4), Pepper (5), Vulpian (6), Shingleton Smith (7). Il s'agissait soit de congestion, soit d'atrophie.

Plus tard les lésions, trop souvent remorquées par les théories, remontèrent aussi vers les régions bulbo-protubérantielles. Mannheim (8) énumère toutes celles qui ont été décrites, et il y en a un certain nombre.

Après le travail de Mendel (9) on crut la solution à peu près trouvée. L'atrophie du faisceau solitaire et du corps restiforme cadrait bien avec les résultats qu'avait paru fournir l'expérimentation.

Filehne (10), sectionnant le corps restiforme d'un ou des deux côtés, avait obtenu de la tachycardie, de l'exophtalmie, quelquefois de l'hypertrophie thyroïdienne. Dourdoufi était arrivé au même résultat par la section unilatérale du bulbe au-dessus du tubercule acoustique.

Bienfait (11), enlevant les corps restiformes, obtenait de la tachycardie, de l'hyperémie de la tête, de l'oreille et du corps thyroïde et dans un tiers des cas de l'exophtalmie.

L'an dernier il a précisé davantage encore ce qu'il appelle le centre basedowien (12).

(1) Eulenburg et Guttmann. — Griesinger's Archiv für Psychiatrie, 1868.
(2) Reith. — Med. Times and Gazette, 1864.
(3) Moore. — Dublin quarterly Journal of medical science, 1865.
(4) Recklinghausen. — Deutsche Klinik, 1863.
(5) Pepper. — New York medical Record, 1877.
(6) Vulpian. — In thèse Lacoste, Paris, 1877, n° 507.
(7) Shingleton Smith. — Medical Times and Gazette, 1878, p. 647.
(8) Mannheim. — Der Morbus Gravesii. Berlin, 1894.
(9) Mendel. — Deutsche med. Wochenschrift, 1892, p. 89.
(10) Filehne. — Zur Pathogenese der Basedow'schen Krankheit. Erlanger physic. und med. Sitzungsbericht, 1879.
(11) Bienfait. — Bulletin de l'Académie royale de médecine belge, 1890, n° 8.
(12) Bienfait. — Gazette médicale de Liège, 28 mars 1895.

Voici le résumé de son article que je prends dans la *Médecine moderne* 1895, p. 224 :

« En supposant une paralysie concomitante du grand sympathique et du

La théorie nerveuse était à son apogée ; les goîtres secondairement exophtalmiques ne l'embarrassaient même plus ; ils s'expliquaient tout naturellement par un réflexe bulbaire ayant son point de départ dans les nerfs thyroïdiens (1).

Mais la roche Tarpéienne était près du Capitole.

Aux partisans de la névrose je me permettrai d'adresser cette objection qui les scandalisera peut-être.

Se contenter de dire que la maladie de Graves est une névrose, en quelque lieu que l'on localise cette névrose, ce n'est pas une solution, c'est un aveu d'impuissance.

Une névrose en effet n'est pas une maladie sans substratum, rien ne nous autorise à dire qu'il en existe de telles ; c'est une maladie dont le substratum anatomique ou chimique est encore inconnu.

Le cadre des névroses est un cadre commode, mais il ne faut pas se dissimuler que c'est un cadre d'attente dans lequel on

vague, on obtient tous les symptômes du goître exophtalmique (Je fais remarquer que les faits de Jaboulay montrent qu'il n'y a pas de paralysie du sympathique puisque la section du nerf amende les symptômes).

La lésion ne portant pas sur le tronc ou les ramifications de ces nerfs *doit* se trouver dans le bulbe, là où les centres de ces nerfs sont immédiatement voisins.

Comme Filehne, l'auteur a cherché à léser ce point du bulbe *indiqué par le raisonnement* et à produire la paralysie simultanée du vague et du grand sympathique. Il a observé du tremblement, l'exophtalmie très prononcée (38 o/o des cas) et de l'hyperémie du corps thyroïde (24 o o); *l'animal ne pouvait présenter de goître, l'expérience durant trop peu.*

Le point exact auquel correspond le centre basedowien se trouve chez le lapin au niveau du bord interne du corps restiforme, à peu près au milieu de sa longueur et à 1 mm. 1/2 de profondeur.

Il y a donc un centre bulbaire dont relève le syndrôme basedowien; ce syndrôme ne dépend pas d'une cause unique, les fonctions du centre bulbaire pouvant être altérées de diverses façons : par lésions directes, par auto-intoxication, par un réflexe, par l'action du cerveau. On peut admettre que la maladie de Basedow proprement dite provient d'une auto-intoxication par le suc thyroïdien ; les autres cas de maladie de Basedow devraient être dénommés plutôt « accident » que maladie. »

Quel est le physiologiste de profession qui tentera la vérification et, s'il y a lieu, l'interprétation de cette expérience ?

(1) Lamy. — Bull. de la Société anatomique, 1891, p. 181.

place un peu pêle-mêle toutes les entités cliniques dont la lésion ou le chimisme nous échappe ; hier encore y figuraient en bonne place le tétanos et toutes les épilepsies.

Je puis aussi dire tout de suite que toutes les théories qui ne mettaient pas l'exophtalmie et la tachycardie sous l'influence de l'excitation du grand sympathique étaient à côté de la vérité puisque les faits récents de Jaboulay (1) ont montré jusqu'à l'évidence que la section de ce nerf supprime ces deux symptômes.

Cela dit, voyons sur quoi reposent les théories nerveuses (2).

On invoque tout d'abord l'hérédité nerveuse. Loin de moi la pensée de contester cette hérédité, c'est même, à mon avis, de toutes la mieux établie. Mais lorsque l'on parle de neuro-arthritisme, cela me satisfait beaucoup moins : on englobe ainsi une bonne moitié de l'humanité. En donnant à l'hérédité un tel champ d'extension il faut bien reconnaître que l'on diminue singulièrement la valeur de ce facteur; et pourtant ce champ d'extension n'est pas encore assez étendu puisque l'on trouve des tuberculeux basedowiens et que d'autres n'ont pas d'hérédité du tout. C'est avec cette idée du neuro-arthritisme qu'on a pu dire que le goître exophtalmique était une névrose voisine de la chorée, puisque toutes deux ont des relations intimes avec le rhumatisme.

En somme, dans la maladie de Basedow, il y a de bien établies l'hérédité similaire et l'hérédité goîtreuse, et si cela doit servir de preuve à une théorie, c'est plutôt à la théorie thyroïdienne.

Un second ordre de preuves est tiré des lésions anatomiques constatées.

MM. Marie et Marinesco (3), dans l'autopsie qu'ils ont pu-

(1) Jaboulay. — Lyon médical, 1896, 22 mars, 31 mai.

(2) Lire à ce sujet l'intéressante revue générale de M. Faure. Gazette des hôpitaux, 4 juillet 1896.

(3) Marie et Marinesco. — Revue neurologique, 1893.

bliée (il y avait coïncidence de tabes), se gardent bien de présenter comme des lésions causales celles qu'ils ont rencontrées.

D'autre part, de nombreuses autopsies sont restées absolument négatives au point de vue des lésions nerveuses que, pourtant, on a cherchées avec soin. Dans d'autres, il y avait en même temps tabes ou syringomyélie (1).

Aussi, M. le professeur Joffroy pouvait-il dire : « Ce n'est que très exceptionnellement qu'on trouve des lésions du bulbe, d'ailleurs ces lésions sont variables et il est impossible de trouver là une base sérieuse pour une théorie générale (2). »

En Allemagne, Farner (3) ne retrouve pas non plus les lésions énumérées dans le travail de Mannheim.

Restent les expériences.

« Les lésions nerveuses provoquées dans le bulbe, chez les animaux, n'ont reproduit que d'une manière bien imparfaite les troubles de la maladie de Basedow. » (Joffroy et Achard, loc. cit., p. 808).

MM. Marie et Marinesco n'accordent à ces expériences qu'une valeur restreinte. Les corps restiformes ne contenant que des voies centripètes, les phénomènes produits ne peuvent être sous la dépendance directe de la lésion. De plus le contrôle des lésions produites a été fait insuffisamment.

Bref, des expériences aussi importantes auraient besoin pour entraîner la conviction d'être signées C. Bernard, F. Franck, Richet ou Gley, tant il est difficile en ces sortes de choses de se mettre à l'abri des causes d'erreur.

Ma conclusion sera celle de M. Faure. « Il n'est donc pas démontré que le goître exophtalmique soit produit par une lésion anatomique ou dynamique du bulbe. » (loc. cit.)

(1) Joffroy et Achard. — Arch. de méd. expérimentale, 1893, p. 807.

(2) Joffroy. — Progrès méd., 1894, p. 167.

(3) Farner. — Beiträge zur pathologischen Anatomie des Morbus Basedowii mit besonderer Berücksichtigung der Struma. Arch. f. pathol. Anat. und Phys. und f. Klin. Med., 1896, t CLXIII, p. 509.

CHAPITRE QUATRIÈME

Critique des Théories

B. — Théories thyroïdiennes.

1º THÉORIE MÉCANIQUE. — Kœben (1), le premier, pour
expliquer l'exophtalmie, parle de lésion du grand sympathique
due à la compression exercée par le goître.

Taylor (2) émit une théorie assez compliquée. L'anémie,
par l'intermédiaire du système nerveux, produisait un spasme
des muscles du cou. Ce spasme a pour résultat la compression
des veines jugulaires, d'où gonflement thyroïdien et exophtalmie.

Piorry (3) donna à la théorie de la compression son plus
complet développement. La trachée était comprimée, d'où
dyspnée; les veines sous-clavières et jugulaires comprimées
donnaient l'exophtalmie : la compression des nerfs laryngés
donnait la toux; celle des pneumogastriques les troubles digestifs

(1) Kœben.— De exophtalmo ac struma cum cordis affectione. Berlin, 1855.

(2) Taylor. — Med. Times and Gazette, mai 1856. — On remarquera que
sa théorie n'est pas, à proprement parler, une théorie thyroïdienne, mais je
n'ai pas voulu la séparer des autres théories mécaniques.

(3) Piorry. — Gazette hebdomadaire, 1862.

et les palpitations. La souffrance modifiait le caractère et les troubles de l'hématose alanguissaient la nutrition.

Boddaert (1), liant les quatre veines jugulaires, et coupant les deux sympathiques chez le lapin, constate de l'exophtalmie. Il admet alors qu'il y a paralysie du sympathique cervical et gêne de la circulation en retour.

Quoi qu'il en soit, ces explications étaient peu admises et il fallut les observations retentissantes de notre maître, M. le professeur Tillaux (2), pour donner à la théorie de la compression un regain d'actualité.

La thèse de son élève Bénard (3) est consacrée à ce sujet. Celui-ci pense qu'il y a compression des veines jugulaires internes, du grand sympathique, du penumogastrique, la compression agissant sur les nerfs dans le sens de la paralysie. C'est, en somme, l'explication de Boddaert, plus la paralysie du vague. D'ailleurs Bénard croit que dans nombre de cas le goitre est secondaire.

En voyant une thyroïdectomie guérir ou améliorer une maladie de Basedow, la théorie de la compression est celle qui, à première vue, semble le mieux rendre compte des phénomènes, mais lorsqu'on veut la poursuivre dans le détail les difficultés sont grandes. Quand on voit qu'il faut pour produire l'exophtalmie lier les quatre veines jugulaires et sectionner le sympathique, il paraît bien difficile que les choses se passent ainsi. Les pendus devraient présenter le tableau de la maladie de Basedow ; or ils ont bien de l'exhorbitisme, mais il y a en même temps cyanose de la face et issue de la langue hors des arcades dentaires.

Il semble étrange aussi que toutes les compressions invo-

<hr>

(1) Boddaert. — Quelques considérations physiologiques sur la combinaison de l'hyperémie artérielle et de la congestion veineuse. Essai d'application à la pathogénie du goitre exophtalmique. Gaz. hebd., 1835, p. 405.

(2) Tillaux. — Bull. Acad. de médecine, t. IX, p. 401, 1880.

(3) Bénard. — Contribution à l'étude du goitre exophtalmique. Pathogénie, traitement. Thèse Paris, 1882.

quées par Piorry se produisent à la fois. Enfin dès le début on a objecté à la théorie que les gros goîtres n'étaient pas ceux qui amenaient le plus souvent à leur suite le syndrôme de Basedow. On peut faire remarquer aussi que le lympha-dénome du cou ne le produit jamais.

D'ailleurs, par la citation que j'ai donnée au chapitre deuxième, on peut s'assurer que M. le professeur Tillaux ne tient plus guère aujourd'hui à la théorie qu'il avait défendue.

II. — THÉORIES CHIMIQUES. — La théorie de l'*hyperthyroïdation* due à Mœbius (1), a eu pour promoteurs en France M. le professeur Renaut (de Lyon), et M. le professeur Joffroy (2). C'est de son côté que se portent de préférence les recherches actuelles.

Avant d'exposer cette théorie et d'en faire la critique, il n'est pas inutile de rappeler très sommairement les notions acquises sur le rôle du corps thyroïde.

C'est seulement après la communication de J. L. Reverdin à la Société médicale de Genève (13 septembre 1882) sur les suites des thyroïdectomies totales que les physiologistes s'in-téressèrent à cet organe jusqu'alors à peu près dédaigné. « Schiff a bien reproché aux opérateurs d'avoir ignoré qu'il y

(1) Mœbius. — Schmidt's Jahrbücher der gesammten Medicin, t. 210, 1886, p. 237. — Id., t. 230, 1891, p. 135.

Gauthier (de Charolles) (Progrès médical, 1894, p. 365) réclame la prio-rité de la théorie thyroïdienne qu'il aurait émise dans un mémoire déposé en 1885, pour le prix Portal. Or, si nous nous reportons à l'article déjà cité de Gauthier (de Charolles) daté de 1890, nous voyons cet auteur faire de la maladie de Basedow une névrose. Il est vrai qu'il explique la cachexie au cours du goître exophtalmique par la lésion de la thyroïde, mais jamais il n'a pensé donner cette lésion thyroïdienne comme cause du syndrôme, ou du moins s'il l'a pensé ne s'en doute-t-on pas à la lecture. Dans le même article il dit en parlant des troubles génitaux qu'ils sont plutôt cause qu'effet. Il faudrait pourtant s'entendre ; qu'y a-t-il à la base de la maladie de Graves? Est-ce la névrose, la lésion de la thyroïde, ou le trouble génital?

(2) Joffroy. — Leçons faites en décembre 1891 à la Salpêtrière sur la nature et le traitement du goître exophtalmique, publiées dans le Progrès médical, seulement en 1893-1894.

a quelque trente ans il avait vu périr des chiens après l'ablation du corps thyroïde...... Et puis qui ira reprocher à un
chirurgien étudiant la thyroïdectomie de ne pas puiser ses
notions physiologiques dans des recherches sur la formation
du sucre dans le foie ? » (1) Il est de fait que ces résultats
de Schiff avaient échappé aux physiologistes eux-mêmes. Mais
depuis la question a fait de grands pas, et cela grâce surtout
à la rigueur scientifique avec laquelle M. le professeur agrégé
Gley (2) a mené ses belles recherches.

Aujourd'hui nous savons que le myxœdème, qu'il soit
post-opératoire ou spontané, est dû soit à l'ablation, soit à
l'absence, soit à la suppression fonctionnelle du corps thyroïde. Pour Gley la sécrétion interne du corps thyroïde
détruit, *dans les tissus*, au fur et à mesure, un produit
toxique qui s'y forme. C'est ce produit toxique non détruit
qui occasionne le myxœdème.

Notkine (3) aurait isolé du corps thyroïde de différents
animaux une substance albuminoïde qu'il appelle thyroprotéide et qui serait le principe toxique du myxœdème. Ce
produit serait extrait de l'organisme, emmagasiné *dans le
corps thyroïde* et là détruit par le produit réel de la glande,
un ferment spécial qu'on peut appeler thyroïdine.

D'après Baumann (4), Roos, Treupel, Ewald, la thyroïdine
ou thyréoïdine de Notkine serait un produit impur et le
principe actif serait représenté sinon à l'état de pureté
absolue du moins en totalité par la thyroïodine de Baumann,
contenant o gr. 3o d'iode par gramme.

L'hypothyroïdation de l'organisme a donc pour résultat le
myxœdème. Mœbius, faisant le parallèle entre la maladie de

(1) A. Broca. — Traité de Chirurgie de Duplay et Reclus, t. 5, 1891, p. 634.
(2) Gley. — Archives de physiologie, 1892 et 1893.
(3) Notkine. — Sem. médicale, 3 avril 1895.
(4) 14ᵉ Congrès allemand de médecine interne tenu à Wiesbaden du 8 au
11 avril 1896. Le rapporteur Ewald pense aussi que c'est en dehors du corps
thyroïde que le poison est neutralisé.

Graves et le myxœdème, émet l'idée que celle-là pouvait bien être produite par l'hyperthyroïdation comme celui-ci l'était par l'hypothyroïdation.

Et les arguments ne manquèrent pas pour confirmer cette hypothèse séduisante. C'étaient d'abord les rapports de mieux en mieux constatés de la malade de Graves avec le goitre ordinaire; c'étaient ensuite les heureux résultats des interventions chirurgicales dans cette maladie; c'étaient enfin quelques faits observés au cours du traitement thyroïdien du myxœdème et quelques expériences semblant démonstratives. Béclère, par exemple, présentait, le 12 octobre 1894, à la Société médicale des hôpitaux, une malade que le traitement thyroïdien avait non seulement guérie du myxœdème mais encore rendue basedowienne. Sa conclusion était que le syndrôme de Basedow, réduit à ses éléments essentiels, ne faisait que traduire en clinique l'excès de sécrétion de la glande thyroïde, et que cette affection ne tarderait pas à passer de la catégorie des névroses dans celle des auto-intoxications, évocatrices de l'hystérie.

D'autre part, les expériences de MM. Ballet et Enriquez (1) venaient appuyer la théorie. Ces auteurs pratiquaient l'hyperthyroïdation des chiens par greffe, par ingestion de lobes et par injection sous-cutanée d'extrait. La greffe leur donna peu de chose. L'ingestion donna, dans quelques cas, de la fièvre, de la tachycardie, de l'excitation; l'œil présentait un éclat particulier, il y avait, d'une façon inconstante, des accès de tremblement; plus tard, se montrait l'amaigrissement avec des troubles digestifs divers. Un des animaux devient fort méchant; au cinquième jour, on remarque un certain éclat du regard. « Le garçon prétend que depuis avant-hier, quelques heures après l'ingestion, il remarque que les yeux sont plus saillants, le regard est flamboyant et fixe. Cet état dure jusqu'au lendemain matin ; à ce moment-là les yeux sont plus rentrés. »

(1) Ballet et Enriquez.— Semaine médicale, 1894, p. 536. Sem. médic., 1895, p. 329 (Communication au Congrès de Bordeaux).

Les injections ont produit assez fréquemment des troubles graves et même mortels. De plus, sur 12 cas les auteurs auraient observé trois fois pendant la vie, presque toujours après la mort, des altérations du corps thyroïde.

Les partisans de la névrose commençaient à être ébranlés et évoluaient vers la théorie nouvelle. Ils pouvaient admettre soit l'action du produit toxique thyroïdien sur les noyaux bulbaires (Chevalier) (1) soit un trouble primitif du grand sympathique amenant le fonctionnement exagéré du corps thyroïde et l'hyperthyroïdation (Marie).

Chacun venait apporter sa pierre à l'édifice. Dourdoufi (2) extirpe à des animaux le corps thyroïde (il paraît qu'à la suite de cette opération le chien suppure toujours « parce que la tendance à la suppuration et la possibilité de l'infection secondaire sont la conséquence nécessaire de la cessation de la fonction de la glande thyroïde »), il constate que ceux auxquels on a injecté de l'extrait thyroïdien ou de la cocaïne vivent plus longtemps que les autres et conclut que la thyroïde sécrète une substance cocaïniforme.

Lemke (3) remarquant que le cœur est un muscle, que le tremblement est un phénomène musculaire, s'écrie que le produit thyroïdien est un poison musculaire qui n'a pas besoin de l'intermédiaire du système nerveux.

Mikulicz (4) admet toujours la névrose primitive. La glande thyroïde est intercalée dans le processus en quelque sorte comme un appareil multiplicateur ; son hyperplasie a peut-être contribué à l'étiologie de la maladie et exagère de nouveau les phénomènes.

(1) Chevalier.— Contribution à l'étude des troubles de la motilité et de la pathogénie du goître exophtalmique. Thèse de Montpellier, 1891.

(2) Dourdoufi.— Contribution à la pathogénie du myxœdème et de la maladie de Basedow. Médecine Moderne, 1894, 1895, p. 307.

(3) Lemke. — Ueber Diagnose und Theorie des Morbus Basedowii. Deutsche med. Woschenschrift, 1894, p. 953.

(4) Mikulicz. — Traitement chirurgical de la maladie de Basedow. Congrès de chirugie de Berlin, 1895. In médecine moderne, 1895, p. 262.

Welte (1) parle de névrose réflexe, les sécrétions modifiées de la glande agissant sur les filets sympathiques y inclus.

Berndt (2) admet aussi la névrose réflexe mais donne à l'excitation un point de départ mécanique, tiraillement, traction ou étranglement des terminaisons nerveuses dans ou par le parenchyme. Il renonce à l'excitation chimique à cause de la grave objection ayant trait au myxœdème que nous verrons plus loin. Il ne serait même pas éloigné d'admettre la névrose primitive, le goître secondaire devenant source de réflexes.

Eulenburg (3) cherche la cause de l'excitation du corps thyroïde, Comme Hürthle (4) n'a pas pu obtenir de modification thyroïdienne en excitant le vague ou le sympathique, il pense que c'est une modification primitive du sang qui agit sur la glande pour modifier la qualité et la quantité de la sécrétion, la résorption elle-même devenant probablement plus rapide.

M. le professeur Renaut accuse aussi la résorption plus rapide se faisant par les veines au lieu de se faire par les lymphatiques.

Enfin Rivière (5), de Lyon, rappelant que d'après Charrin les fonctions menstruelles purgent l'économie de certains poisons, constatant la fréquence du goître exophtalmique chez la femme pendant la période sexuelle, se demande s'il ne faut pas proposer une nouvelle théorie du basedowisme, celle de l'intoxication thyroïdo-génitale.

Je résume ici encore une fois la théorie de l'hyperthyroïdation, qu'on pourrait avoir perdu de vue, avant de passer à la discussion.

1° Lorsque la thyroprotéide et la thyroïdine se neutralisent exactement, c'est l'état de santé ;

(1) Welte. — Langenbeck's Archiv, t. 44, p. 803.
(2) Berndt. — Traitement chirurgical de la maladie de Basedow. — Archiv für Klinische Chirurgie, t. 52. 1896, p. 709.
(3) Eulenburg. — Basedow'sche Krankheit und Schilddrüse. Deutsche med. Wochenschrift, 1894, p. 709.
(4) Hürthle. — Deutsche med. Wochenschrift, 1894, p. 267.
(5) Rivière. — Gazette des hôpitaux. Revue générale du 22 août 1896 (en note).

2° Lorsque la thyroïdine est insuffisante il reste de la thyro-protéide en excès qui intoxique l'organisme : c'est le myxœdème.

3° Lorsque la thyroïdine est hypersécrétée, la thyroprotéide est neutralisée, mais il reste un excès de thyroïdine : c'est alors la maladie de Basedow.

Buschan (1), parlant de cette théorie, disait « Une théorie ne peut guère être plus recherchée ! Lorsqu'avec tant de zèle on réunit en les tirant autant par les cheveux les ressemblances et les contrastes. on peut faire le parallèle de n'importe quelle maladie quelconque avec une autre ». Et pour le prouver il faisait le parallèle de la leucémie et de la fièvre typhoïde. Mais ce n'est pas un argument à opposer à une théorie.

D'après Marie (2) dans aucun des cas de myxœdème auxquels a été appliqué le traitement thyroïdien on n'a vu, quoiqu'il y ait eu des accidents d'hyperthyroïdation, ni exophtalmie, ni signe de de Graefe.

Georgiewsky (3) obtint chez les chiens de la tachycardie, de l'amaigrissement, de la polyurie, azoturie, glycosurie, de la polyphagie et de l'hyperthermie, mais ni exophtalmie, ni gonflement thyroïdien.

Bref, les dissemblances entre le myxœdème et la maladie de Basedow ne sont pas des preuves suffisantes; les résultats des injections d'extrait thyroïdien montrent seulement que ce produit est toxique, comme la plupart des extraits d'organes; les résultats des interventions chirurgicales montrent que le goître est la cause du basedowisme, mais ne préjugent en rien du mécanisme par lequel le syndrôme est réalisé.

Au congrès des aliénistes et neuropathologistes tenu à Bordeaux en août 1895, la théorie thyroïdienne a trouvé de nombreux et

(1) Buschan. — Kritik der modernen Theorien über die Pathogenese der Basedow'schen Krankheit.

(2) Marie. — Soc. méd. des hôpitaux, février 1894.

(3) Georgiewsky. — Action du corps thyroïde sur l'organisme. — Centralblatt für med. Wissenschaften, 1895, p. 465.

brillants défenseurs, mais elle n'en est pas sortie consolidée, au contraire (1).

M. Brissaud, dans un rapport très intéressant et très documenté, discute fort impartialement les théories émises. Il conclut à une influence nerveuse morbide d'origine bulbaire viciant le fonctionnement du corps thyroïde et y déterminant un processus de cirrhose hypertrophique. Quelques symptômes de la maladie peuvent être attribués à ce fonctionnement vicieux de la thyroïde, d'autres non, par exemple l'exophtalmie et le signe de de Graefe.

M. Renaut présente une étude histologique du corps thyroïde des basedowiens. Il fait agir le produit thyroïdien, absorbé directement par les veines et en outre anormal (thyromucoïne au lieu de thyrocolloïne), sur la région bulbo-protubérantielle. Il renonce à peu près complètement à la conception du *primum movens* infectieux qu'il avait soutenue dans la thèse de Bertoye(2).

MM. Ballet et Enriquez communiquent les expériences dont il a été question plus haut.

Mais M. Gley vint couper les ailes à l'enthousiasme des thyroïdiens. Connaissant, et pour cause, mieux que personne la physiologie du corps thyroïde, mais ne voulant pas tirer des faits plus qu'ils ne contiennent réellement, il montra qu'à l'heure présente toute conclusion était prématurée. « Je n'attaque pas plus la théorie de l'hyperthyroïdation que je ne défends celle de l'hypothyroïdation. J'ai établi, ce matin, que personne n'avait reproduit, jusqu'ici, expérimentalement, la maladie de Graves-Basedow par des injections de liquide thyroïdien. Je persiste à penser, même après la communication que vient de faire M. Ballet, que la tachycardie qui peut s'observer à la suite de ces injections n'est pas spécifique. Il

(1) Congrès de Bordeaux. Compte-rendu de la Semaine médicale, 1895, p. 326.

(2) Bertoye. — Étude clinique sur la fièvre dans le goître exophtalmique. Th. Lyon 1888.

en est de même du goître, de l'exophtalmie et, à plus forte raison, de tous les phénomènes accessoires de la maladie de Basedow qui ont été observés par quelques expérimentateurs.

« Selon moi, la seule conclusion pratique qui découle de cette discussion, c'est que le syndrôme de Basedow peut actuellement s'expliquer aussi bien par la théorie de l'hyperthyroïdation que par celle de l'hypothyroïdisation. Quant à moi, je ne prends parti ni pour l'une ni pour l'autre de ces théories. Je crois même qu'on peut leur en opposer une troisième, presque aussi hypothétique, il est vrai, celle d'une altération de la sécrétion thyroïdienne. »

Ainsi naissait une théorie nouvelle, que l'on pourrait baptiser théorie de la *parathyroïdisation*, incriminant une modification non plus quantitative, mais qualitative de la sécrétion thyroïdienne.

M. Joffroy sembla se rattacher à cette conception ; mais M. Gley ajoutait immédiatement : « Dans l'état actuel de nos connaissances, *tout ce que nous pouvons dire, c'est que la maladie de Basedow est vraisemblablement en rapport avec une altération de la glande thyroïde*, mais comme nous ne connaissons pas le fonctionnement normal de cette glande, il nous est impossible de savoir quels sont les effets du fonctionnement troublé de ce même organe. »

Une autre objection était également faite à la théorie de l'hypersécrétion. Si, dans la plupart des cas, le traitement thyroïdien est plutôt nuisible dans le goître exophtalmique, il y avait pourtant des cas où on en avait obtenu une notable amélioration, entre autres ceux de J. Voisin (1).

Je n'ai pas parlé jusqu'ici de l'objection la plus grave adressée à la théorie en question, objection qui suffirait [à elle seule à

(1) J. Voisin. — Congrès de Bordeaux et antérieurement Société médicale des hôpitaux, 19 oct. 1894. A ce propos M. Dreyfus-Brissac, qui avait obtenu des résultats contraires, disait : « Que conclure de ces faits en apparence contradictoires, sinon que dans la maladie de Graves il y a tantôt, et le plus souvent, exagération, tantôt, au contraire, diminution de l'activité fonctionnelle du corps thyroïde. »

la faire rejeter, la coïncidence du myxœdème, qui est la traduction clinique de l'hypothyroïdation, avec le goitre exophtalmique dont on veut faire la traduction clinique de l'hyperthyroïdation. Or, ces faits, pour n'être pas très nombreux, sont nettement constatés.

Il faut ici préciser la question. Si des signes de myxœdème se montrent, alors que les symptômes basedowiens ont disparu, l'objéction est facile à réfuter; on dit dans ces cas qu'au fonctionnement exagéré a succédé la sclérose, c'est la cirrhose atrophique succédant à la cirrhose hypertrophique. Mais l'objection a toute sa valeur lorsque les deux syndrômes évoluent simultanément.

On trouvera les observations détaillées dans la thèse de Félix (1), je ne veux ici que les citer en les résumant :

1° Chez la malade de Hartmann (2) le myxœdème s'était produit à 22 ans, la maladie de Basedow à 23, celle-ci disparut et le myxœdème persista;

2° Dans l'observation de Kovalevski (3) le myxœdème est une complication passagère du goitre exophtalmique qui existait auparavant et qui ne se modifia ni pendant ni après le myxœdème.

3° et 4° Sollier (4). Basedow à 3o ans, bouffissure et œdèmes intermittents et irréguliers, coïncidant avec les paroxysmes. Amélioration de tous les symptômes.

Myxœdème ayant précédé la maladie de Basedow. Les deux persistent.

5° Osler (5). Homme 23 ans. Myxœdème puis goitre vasculaire mais ni exophtalmie, ni tachycardie ;

6° Von Jaksch (6). Exophtalmie uni puis bilatérale, palpita-

(1) Félix. — Le myxœdème associé à la maladie de Basedow. Th. Paris, 1890, no 241.
(2) Hartmann. — France médicale, 1884, t. I, p. 867, 881.
(3) Kovalevski. — Arch. de neurol., t. 18, p. 426
(4) Sollier. — Revue de médecine, 1891, p. 1000.
(5) Osler. — John Hopkin's Hospital Bulletin. Baltimore, 1892, p. 42.
(6) Von Jaksch. — Prager med. Wochenschrift, 1892. p. 602.

tions, goître, exophtalmie, signe de de Graefe, diminution de résistance; myxœdème concomitant;

7° Vogt (1). Exophtalmie, goître, pulsations des vaisseaux, diarrhée, œdème des extrémités inférieures.

Ces observations ne sont pas toutes d'égale valeur, il y en a qu'on pourrait certainement récuser; mais j'ai gardé pour la fin la plus démonstrative, celle de Babinski.

8° Babinski. (In extenso dans Félix). Résumée. Femme de 3o ans, entrée à la Pitié le 11 juillet 1895.

En octobre 1894 palpitations.

En février 1895 constate que son cou augmente, qu'elle tremble et que les palpitations sont plus fortes.

En même temps gonflement des chevilles, puis des jambes, puis des cuisses.

Etat actuel. — Les deux lobes thyroïdiens sont hypertrophiés, souffle très intense continu avec redoublement systolique, perçu par la malade; frémissement très net.

Les yeux sont saillants.

Palpitations; pouls 124, étouffe la nuit; tremblement des mains à petites oscillations rapides. Altération du caractère depuis trois mois. Insomnie, assoupissement, crises de diarrhée. Saillie des malléoles effacée, jambes et cuisses myxœdémateuses. Poils des aisselles tombés. On essaie le traitement thyroïdien. Au bout de quelque temps le myxœdème diminue, l'exophtalmie disparaît presque totalement, la fréquence du pouls et le corps thyroïde diminuent.

C'est l'une des deux malades dont parlait M. Babinski au Congrès de Bordeaux.

Que peut-on répondre à cette objection ? « Deux intoxications différentes font chacune leur œuvre isolément, à titre individuel. Les symptômes du myxœdème seraient le résultat

____

(1) Vogt. — Résumée dans : Jahresbericht über die Leistungen und Fortschritte in der gesammten Medicin, 1876.

de l'intoxication par la thyroprotéide, ceux du symdrôme de Basedow proviendraient de l'hyperthyroïdation (1) ».

Dans le cas particulier où le syndrôme de Basedow vient se greffer sur le myxœdème, j'avoue humblement que je me figure mal ce corps thyroïde, qui d'abord ne fonctionne pas (d'où myxœdème), puis qui se met tout-à-coup à sécréter, non pas pour neutraliser la thyroprotéide, comme c'est son rôle, mais pour empoisonner le malade de concert avec elle.

Enfin on peut encore opposer aux théories thyroïdiennes les cas où la thyroïdectomie faite pour un goître ordinaire a été suivie d'accidents basedowiens. Je connais trois de ces cas. L'un est relaté dans la thèse de Chrétien (2) : il s'agit d'une femme à laquelle Gosselin enleva le corps thyroïde. Mais, comme le fait remarquer M. Joffroy, la femme n'était-elle pas antérieurement basedowienne et d'autre part la thyroïdectomie fut-elle complète ? (Elle était faite pour des vomissements).

Le second a trait à une malade devenue basedowienne après une thyroïdectomie faite par Dolbeau (3). Mais les détails sont bien insuffisants.

Le troisième est plus récent. Rehn (4) faisait l'ablation d'un gros goître kystique. L'ablation de la capsule ne fut qu'incomplètement possible à cause de l'abondance de l'hémorrhagie ; il fit un tamponnement au penghawar. Au bout de trois semaines et demie la malade sortait avec une petite fistule. Huit jours plus tard se produisaient des palpitations, de l'agitation, de l'inquiétude. Le pouls fut accéléré d'une façon durable et notable.

Il y eut vertiges, pâleur de visage et dilatation pupillaire. Le cou était devenu plus sensible ; pensant à de la rétention,

(1) Rapport de Brissaud, p. 73.
(2) Chrétien. — De la thyroïdectomie. Th. Paris, 1888.
(3) Tessier. — Société médicale de Lyon, 1887.
(4) Rehn. — Ueber Morbus Basedowii. — Deutsche med. Wochenschrift, 1894, p. 265

Rehn élargit la fistule et enleva des restes mortifiés de la capsule. Aussitôt les symptômes s'amendèrent et ils disparurent en peu de temps (1).

Arrivé au terme de cette discussion, longue et pourtant écourtée, je n'en veux retenir que la conclusion suivante : il n'a été émis jusqu'ici aucune théorie du goître exophtalmique qui soit démontrée vraie; aucune même n'est de nature à satisfaire complètement l'esprit.

La question reste donc ouverte et il est permis à chacun de chercher sinon mieux, du moins autre chose.

(1) A la 64ᵉ session de l'Association médicale tenue à Carliste du 28 au 31 juillet 1895, Hutchinson concluait de ses expériences qu'elles étaient en désaccord complet avec l'hypothèse d'après laquelle le goître exophtalmique serait dû à des modifications de la sécrétion thyroïdienne.

DEUXIÈME PARTIE

—

Examen des signes cardinaux au point
de vue pathogénique

Sans préjuger pour le moment de la cause première de la maladie, je vais examiner par quel mécanisme cette cause première, quelle qu'elle puisse être, peut amener les signes cliniques.

Pour cela, je n'envisagerai que les signes cardinaux, tachycardie, exophtalmie, dilatation des vaisseaux cervico-thyroïdiens. Je dirai peu de chose du tremblement et de la diminution de résistance électrique, faute de notions suffisantes à leur sujet. Ce n'est que lorsque je serai à peu près arrivé à une conception pathogénique que je la mettrai en face des symptômes accessoires.

La *tachycardie* ouvre d'habitude la scène. La physiologie nous enseigne que plusieurs facteurs entrent dans la constitution du rythme cardiaque : La fibre cardiaque, les ganglions intra-cardiaques, les nerfs modérateurs et accélérateurs.

Les altérations de la fibre cardiaque donnent surtout de l'arythmie ; or celle-ci est exceptionnelle dans la maladie de Graves. Les modifications dans le fonctionnement des ganglions intra-cardiaques sont trop peu connues pour que nous puissions nous y arrêter.

Il ne reste donc pour expliquer la tachycardie que deux hypothèses : la paralysie des modérateurs, c'est-à-dire du pneumo-gastrique, ou l'excitation des accélérateurs, c'est-à-dire du grand sympathique.

« Chez les mammifères la section d'un seul nerf vague ne modifie pas d'une manière sensible le système cardiaque. La section des deux nerfs au contraire accélère sensiblement les contractions cardiaques d'une manière durable et augmente ainsi notablement la pression sanguine générale (1). »

Est-il probable que ce mécanisme soit réalisé ?

Je ne le pense pas, et voici pourquoi : la paralysie *des deux* pneumogastriques, nécessaire pour produire la tachycardie, est un accident de la plus haute gravité ; qu'elle soit produite par la section expérimentale, par une lésion nucléaire (paralysie labio-glosso-laryngée) ou par action chimique (paralysie diphtéritique), c'est la mort immédiate chez les jeunes, à brève échéance chez l'adulte à la suite de désordres pulmonaires (2).

On peut supposer, il est vrai, que le processus morbide, atteignant, dans le noyau de la dixième paire, le centre modérateur du cœur, laisse intacts les centres de la respiration et de la déglutition. Cette dissociation est bien difficile à admettre puisque les partisans de la paralysie du pneumogastrique sont obligés, pour expliquer les autres signes, de faire intervenir la paralysie de noyaux mieux séparés du centre modérateur cardiaque que ne l'est celui-ci des deux centres précités.

Il serait étrange aussi que le symptôme initial exigeât d'emblée une lésion bilatérale, alors que des symptômes plus tardifs, comme l'exophtalmie, peuvent rester longtemps, sinon toujours, localisés à un côté.

(1) Nuel. — Dict. encycl. des Sc. médicales, 2° série, t. XXVI, 1888, article Pneumogastrique, p. 215.

(2) Widmer. — De la section unilatérable et de la résection du nerf pneumogastrique chez l'homme. Deutsche Zeitschrift für Chirurgie, 1893, p. 283. L'auteur étudie 19 cas ; les accidents principaux portent sur le larynx; la vagotomie unilatérable n'exerce aucune influence fâcheuse sur le fonctionnement du poumon, du cœur et de l'appareil digestif.

Il faut alors nous rabattre sur l'excitation du sympathique.

Cette excitation, qu'elle soit unilatérale ou bilatérale, explique sans difficulté la tachycardie ; elle explique de plus l'intensité plus grande des battements du cœur, car le sympathique est pour le cœur non seulement un nerf accélérateur, mais encore un nerf systolique.

L'exophtalmie peut aussi s'expliquer par différents mécanismes. Trousseau cite, dans ses cliniques (1), une autopsie de Kœben dans laquelle « les yeux qui, pendant la vie, étaient fort proéminents, après la mort paraissaient rentrés dans l'orbite ».

Donc, au début du moins, on ne saurait invoquer une altération anatomique du contenu de l'orbite. Celle-ci peut se produire ultérieurement par une sorte d'adaptation ou tout simplement par sclérose.

Il ne s'agit pas non plus de stase veineuse telle que la produirait une compression, car il n'y aurait aucune raison pour que cette stase disparût après la mort.

On ne peut donc raisonnablement parler que de phénomènes vasculaires autres que la stase, ou de phénomènes musculaires, ce qui revient en fin de compte à parler de phénomènes nerveux.

On a invoqué la vaso-dilatation par paralysie du grand sympathique, mais il faut avouer que cette vaso-dilatation serait bizarrement localisée : à l'orbite d'une part, à la région thyroïdienne de l'autre, sans participation de la face.

De plus, cette vaso-dilatation ne saurait expliquer ni le signe de de Graefe, ni le signe de Stellwag.

L'excitation du sympathique cervical produit l'exophtalmie chez l'animal, quoiqu'elle s'accompagne de vaso-constriction. Ne s'agirait-il pas d'un phénomène de cet ordre ? On dit que le tissu musculaire de l'orbite manque chez l'homme et n'est représenté que par quelques faisceaux situés au voisinage de la fente

(1) Trousseau. — Loc. cit., t. II, p. 579.

sphéno-maxillaire. Je rappelle que la partie principale de la capsule de Tenon est la coque rétro-bulbaire, qui emboîte le pôle postérieur de l'œil comme le cotyle la tête fémorale. Cette véritable cupule est rattachée au rebord orbitaire par ce qu'on appelle les ailerons de la capsule de Tenon. Or, c'est dans ces ailerons, surtout dans l'interne et dans l'externe, que M. Sappey a décrit des fibres musculaires lisses. On conçoit facilement que la contraction de ces fibres attire en avant la cupule rétro-bulbaire et par conséquent l'œil lui-même. Il y a plus, ces ailerons adhérant aux muscles moteurs du globe, leur contraction contrariera l'action de ces muscles déjà allongés par l'exophtalmie, ce qui rendra compte de l'ophtalmoplégie externe qui existe parfois, et de l'insuffisance de la convergence, forme atténuée de cette ophtalmoplégie, qui existe plus souvent. Chez l'animal l'excitation du sympathique détermine l'écartement des paupières, même après ablation du globle, et cela grâce au tissu musculaire palpébral. Remarquons que chez l'homme ce tissu musculaire lisse existe dans la paupière supérieure, c'est le muscle de Müller qui s'étend du bord adhérent du tarse au fornix et d'une commissure à l'autre ; la contraction de ce muscle explique fort bien l'impossibilité de fermer les paupières, et le signe de Stellwag n'est pas autre chose.

Ce muscle de Müller est en rapports intimes avec le releveur de la paupière supérieure ; sa contracture changera les conditions de fonctionnement du releveur et la synergie des mouvements de ce muscle avec ceux des droits supérieur et inférieur se trouvera également compromise, surtout dans le mouvement d'abaissement. Ainsi sera produit le signe de de Graefe.

A ceux qui douteraient encore de la possibilité de l'exophtalmie par action musculaire, je rappellerai que M. Vigouroux (1) donnant la technique de la faradisation dans la maladie de Basedow, recommande d'éviter de placer le bouton sur l'émer-

(1) Vigouroux. — Gaz. des hôpitaux, 1891, p. 494.

gence des nerfs et *surtout en un point spécial situé à 1 cm. en arrière et au-dessous de la queue du sourcil, dont l'excitation amène un mouvement de luxation du globe en avant*. Je doute fort qu'il s'agisse là d'un phénomène vaso-moteur.

L'excitation du sympathique cervical me semble donc l'hypothèse la plus vraisemblable pour expliquer les phénomènes oculaires (1).

Il y a pourtant une objection. Avec l'exophtalmie on devrait noter la dilatation pupillaire, et la plupart des cliniciens ne la constatent pas. J'avoue que la cause de ce fait m'échappe.

Malgré cela, à mon avis, l'excitation du sympathique (2) rend compte, mieux que tout autre mécanisme, de la tachycardie et de l'exophtalmie.

Mais alors que devient la critique de Vulpian? Elle tombe à faux en ce qui me concerne. Elle visait ceux qui mettaient tout le syndrôme sous la dépendance du grand sympathique ; quant à moi, je ne m'occupe pour le moment que de la tachycardie et de l'exophtalmie et je n'ai nul besoin, comme on le verra, de torturer le grand sympathique pour en obtenir les symptômes vasculaires, ce qui a été le grand écueil de tous les partisans de la théorie du sympathique.

Au moment où je présentais l'ébauche de ce travail au concours des prix de l'internat, en octobre 1895, la question de la non-dilatation pupillaire dans le goître exophtalmique ne laissait pas que de me chagriner. Depuis ont été publiés

(1) Galezowski. — Traité des maladies des yeux, 2e éd. 1885, p. 881.

« Il n'y a que la capsule de Tenon ... qui soit susceptible de recevoir cette excitation et d'amener la propulsion de l'œil hors de l'orbite. En effet cette membrane est constituée par des tissus fibreux, mais on y trouve aussi des fibres musculaires lisses qui sont animées par le sympathique. Or, on conçoit que sous l'influence de l'irritation du sympathique cervical dans la maladie de Graves la contraction de ces fibres musculaires fasse saillir l'œil en avant. »

(2) Pour ce qui regarde la physiologie du sympathique, consulter l'article classique de F. Franck. — Dict. encyc. des Sc. méd., 3e série, t. XIV, 1884.

les faits de Jaboulay (1). Ce chirurgien sectionna le grand
sympathique cervical dans plusieurs cas de maladie de Graves
(première opération 8 février 1896) « pour agir sur le cordon intermédiaire entre les centres nerveux et le corps thyroïde ».
Tandis que les résultats des autres interventions, amendant ou
guérissant les basedowiens, étaient généralement peu favorables au point de vue exophtalmie (elle ne diminuait que très
lentement), par la section du sympathique cervical, c'est ce
symptôme surtout qui est rapidement et définitivement corrigé.
Il n'y a donc aucun doute à avoir : quoique la pupille ne
soit pas dilatée dans la maladie de Basedow, les symptômes
oculaires sont dans cette affection sous la dépendance immédiate d'une excitation du grand sympathique (2).

Le *corps thyroïde* est augmenté de volume, régulièrement ou
non, il est pulsatile, présente de l'expansion systolique; la main
y perçoit un frémissement; les gros vaisseaux de la base du cou

(1) Jaboulay. — La régénération du goitre extirpé dans la maladie de
Basedow et la section du sympathique cervical dans cette maladie. Lyon
médical. 22 mars 1896. — La section du sympathique cervical dans l'exophtalmie, Lyon méd., 31 mai 1896.
Gayet. — Un procédé nouveau de traitement chirurgical du goitre exophtalmique, Lyon méd., 26 juillet.
Ahmed Hussein. — Th. de Lyon, 1896.

(2) Un homme assurément bien surpris c'eût été Claude Bernard s'il avait
pu assister au dernier Congrès de chirurgie. Il y aurait entendu M. Abadie
dire, à propos des faits de Jaboulay, que l'exophtalmie de la maladie de
Basedow étant due à la vaso-dilatation des vaisseaux sanguins rétro bulbaires, il était tout naturel qu'elle disparût par la section du sympathique
cervical.
Que le cordon cervical contienne des fibres vaso-dilatatrices, je n'en ai
jamais douté; mais encore ne les connaît-on que pour la région bucco-
faciale, les lèvres, les joues (peau et muqueuse), les gencives, la voûte
palatine
Que ces fibres puissent être excitées isolément, je le crois fort bien. Mais
que la section du tronc du sympathique cervical, malgré le nombre de fibres
vaso-constrictives qu'il contient, se traduise par un effet vaso-constricteur !
voilà qui me semble au moins étrange.
Claude Bernard se serait certainement posé ce dilemme : « Ou bien je
n'étais qu'un observateur de pacotille, où alors c'est que les choses ont bien
changé depuis mon temps ».

sont dilatés, battent et frémissent. Les uns et l'autre sont le siège d'un souffle continu avec redoublement systolique. Que se passe-t-il de ce côté? C'est une vaso-dilatation, dit-on. Si j'interroge les physiologistes ils me répondent que la vaso-dilatation se traduit par de la rougeur, de la chaleur, du pouls veineux ou plutôt du pouls total (F. Franck). De souffle continu avec redoublement, de frémissement vibratoire il n'en est pas question.

De plus il serait bizarre que cette vaso-dilatation, dans le cas d'une maladie n'ayant pas son siège dans le corps thyroïde (comme le pensaient ceux qui parlaient de vaso-dilatation) se localisât à cet organe sans participation du cou et de la face.

Les battements que l'on décrit dans les carotides devraient, dans l'hypothèse d'une vaso-dilatation, être le corollaire d'une dilatation des petits vaisseaux de toute l'extrémité céphalique, puisqu'il n'est pas admissible que l'effet vaso-dilatateur agisse sur les troncs eux-mêmes qui sont des artères à type élastique.

Y aurait-il donc autre chose qu'une vaso-dilatation de cause centrale ou périphérique?

En tout cas il est certain qu'il ne s'agit plus ici d'excitation du sympathique, car celle-ci produirait une vaso-constriction qui expliquerait encore moins les phénomènes.

Lorsque l'on ne peut faire dériver directement d'une même cause les différents symptômes qui constituent une maladie, il ne faut pas pour cela rejeter d'emblée cette influence causale. On est en droit d'examiner s'il n'y a pas entre les symptômes eux-mêmes des rapports de causalité et s'il n'est pas possible d'établir leur arbre généalogique, si je puis m'exprimer ainsi.

De ce que l'excitation du sympathique cervical n'explique pas les deux ordres de signes du goitre exophtalmique, on n'est pas autorisé à conclure que les symptômes cardio-oculaires ne sont pas sous la dépendance directe de cette excitation. Ce qu'il faut faire, c'est chercher une autre explication de la dilatation des vaisseaux du cou. On peut se demander ensuite si cette dilatation, qui ne peut dépendre de l'excitation du sympathique ne tient pas par hasard celle-ci sous sa dépendance.

Si l'on constatait dans la région cervicale, aussi bien que dans toute autre région, une tumeur présentant des battements et une expansion systolique, et que le tableau clinique ne fût pas compliqué d'autres signes capables de détourner sur eux l'attention, la première idée qui viendrait à l'esprit serait qu'on se trouve en présence d'un anévrysme. Ce diagnostic a d'ailleurs été fait dans deux cas dont parle Trousseau, dans un troisième dont parle M. Rendu (1) et probablement dans d'autres encore.

Si la palpation de cette tumeur faisait percevoir un frémissement, si l'auscultation permettait d'y constater un souffle continu avec redoublement systolique, ces bruits de râpe ou de scie dont parle Trousseau, chacun reconnaîtrait là le thrill des Anglais, et l'on dirait : ce doit être un anévrysme artério-veineux ou cirsoïde.

Seule, une communication trop facile entre artères et veines peut donner ces signes, et celle que réalise la vaso-dilatation ne suffit pas à les produire.

Comme l'anévrysme artério-veineux spontané est rare, j'admettrai donc provisoirement que la tumeur thyroïdienne et la dilatation des vaisseaux de la base du cou sont produites par un anévrysme cirsoïde ou quelque chose d'analogue.

Quant au *tremblement*, je ne m'y étendrai pas, la physiologie ne m'ayant rien appris à son sujet. Je me bornerai à citer un passage de la thèse de Marie (2). « Quant aux rapports entre la tachycardie et l'amplitude du tremblement, nous ne voudrions pas affirmer que ces deux phénomènes soient absolument proportionnels l'un à l'autre ; cependant, en passant en revue tous nos tracés, il nous a semblé qu'en général, à

<hr>

(1) Perres. — Wiener med. Wochenschrift, 1884, n° 46.
(2) Marie. — Thèse citée, p. 37.

des pulsations plus nombreuses, correspondait un tremblement plus ample. » Je n'en voudrais pas conclure que le tremblement n'est que la conséquence de la tachycardie, mais je n'en sais pas plus long à ce sujet.

Reste *la diminution de résistance électrique.* Rehn (1) en fait la conséquence de la plus grande abondance de la sueur. Vigouroux et Gauthier (de Charolles) la font dépendre de la vaso-dilatation. J'admets volontiers qu'elle est due non pas à la vaso-dilatation mais à la dilatation vasculaire, ce qui n'est pas la même chose, la première expression impliquant l'action des nerfs vaso-dilatateurs, ce que ne fait pas la seconde.

En somme, après avoir examiné les signes cardinaux sans idée préconçue, j'arrive à ce résultat :

Les signes cardio-oculaires sont dus certainement à l'excitation du sympathique. Les signes cervico-thyroïdiens sont dus vraisemblablement à quelque chose d'analogue à un anévrysme cirsoïde.

Dans le prochain chapitre, je vais chercher le lien qui réunit ces deux ordres de phénomènes et montrer comment peuvent s'expliquer un certain nombre de symptômes accessoires.

(1) Rehn. — Ueber Morbus Basedowii. Deutsche med. Wochenschrift, 1894, p. 265.

CHAPITRE DEUXIÈME

Esquisse de la théorie

Lorsque la communication large artério-veineuse est réalisée, soit directement (anévrysme artério-veineux), soit indirectement (anévrysme cirsoïde), il résulte de ce seul fait une série de conséquences que je vais rapidement passer en revue.

On perçoit tout d'abord le frémissement vibratoire accompagné du souffle continu avec redoublement systolique, en un mot le thrill. Ce phénomène présente son maximum dans la région plus ou moins limitée où siège la communication anormale, mais il se perçoit en amont sur les artères afférentes, en aval sur les veines afférentes.

Le circuit comprenant les artères aboutissant au lieu de passage facile et les veines qui en partent, peut être considéré comme placé en dérivation sur le système circulatoire général. Or, dans celui-ci les résistances n'ont pas varié, dans celui-là elles ont diminué dans des proportions notables. Il en résultera fatalement que le débit sanguin par ce circuit sera considérablement augmenté ; la quantité de sang ne croissant pas parallèlement, le reste de l'organisme sera relativement anémié.

L'afflux sanguin dilatera les artères afférentes, et cela progressivement jusqu'au cœur (l'anévrysme cirsoïde de la main étend rapidement ses effets à l'humérale); les veines recevant du sang encore artériel et sous forte pression, se dilateront et s'artérialiseront suivant l'expression consacrée, et cela jusqu'à l'oreillette droite. Ces altérations vasculaires ont été attribuées au trouble de la circulation dans leurs vasa vasorum (1). La nutrition des parties environnantes subit des modifications qui se traduisent souvent par des troubles trophiques.

Si nous supposons qu'il existe au niveau du corps thyroïde un anévrysme cirsoïde, tous les signes cervico-thyroïdiens de la maladie de Basedow sont expliqués de ce fait.

Le circuit dilaté et surabondamment irrigué comprendra les artères suivantes : l'aorte depuis le cœur jusqu'à l'émergence de la sous-clavière gauche, le tronc brachio-céphalique artériel, les deux sous-clavières et les deux thyroïdiennes inférieures, les carotides primitives, le commencement des carotides externes et les thyroïdiennes supérieures. Les veines afférentes seront toutes les veines thyroïdiennes, les jugulaires internes, les troncs brachio-céphaliques veineux et la veine cave supérieure.

Tous les autres vaisseaux de l'économie verront diminuer la quantité de sang à laquelle ils livrent passage ; tous les organes, sauf le corps thyroïde, seront insuffisamment irrigués.

On m'objectera peut-être que M. F. Franck a trouvé la pression sanguine normale dans la radiale au cours de la maladie de Basedow (2). Mais pression et quantité de sang ne sont pas synonymes. Trois facteurs se réunissent pour donner la pression : ce sont la force de contraction du cœur, la quantité de sang chassée à chaque systole, enfin la réaction de la paroi artérielle.

Nous avons vu qu'il y avait dans la maladie de Basedow une excitation du sympathique cervical. Cette excitation ne pourrait-elle pas être la conséquence des modifications vasculaires? Il suffit de jeter les yeux sur une figure représentant les vaisseaux

(1) Quénu. — Traité de chirurgie, t. I, 1890. Art. Angiome, p. 88 (en note)
(2) In thèse de Marie p. 36.

de la région et leurs rapports avec la chaîne et les rameaux du sympathique pour que cette idée paraisse vraisemblable à priori. En supposant ces vaisseaux dilatés, multipliés, frémissants, on voit que les nerfs seront englobés dans un véritable peloton vasculaire ; ils baignent en quelque sorte au milieu d'un torrent sanguin.

Si l'excitation a lieu, nous retrouvons le tableau de la maladie de Basedow dans ses grandes lignes.

Il y manque bien des choses, dira-t-on. Ce n'est pas sûr. Nous avons vu que du seul fait de l'afflux sanguin exagéré vers le corps thyroïde tout le reste de l'organisme était relativement anémié. Je ferai remarquer en outre que le sympathique cervical est vaso-constricteur pour les artères cérébrales. Nous aurons donc pour le cerveau une double cause d'anémie. Or dans les centres nerveux l'anémie qui, poussée à l'extrême, aboutit à l'inexcitabilité, détermine d'habitude l'hyperexcitabilité.

Dans les symptômes de l'anémie cérébrale on trouve notés, pour la forme aiguë : vertiges, tremblement des membres, nausées, vomissements, mouvements convulsifs parfois épileptiformes ; pour la forme chronique : céphalée, insomnie, irritabilité, impressionnabilité, parfois accès épileptiques et délire maniaque (1). C'est à cette cause que l'on attribue d'habitude l'excitabilité des chlorotiques.

Outre la faible quantité de sang que reçoit le cerveau, le rythme sous lequel est lancé ce sang diffère suffisamment du rythme habituel pour qu'il en résulte quelques troubles fonctionnels.

La moelle, insuffisamment irriguée, pourra fort bien traduire ce fait sous forme de parésie des membres inférieurs, de dérobement des jambes. L'aménorrhée s'expliquerait assez bien par la seule anémie.

(1) V. Brissaud. — Traité de médecine, art Anémie cérébrale, t. VI p. 132, 1894.

Il ne faut pas perdre de vue qu'il y a encore dans le sympathique cervical des fibres excito-sudorales, des vaso-moteurs hépatiques. Mais leur distribution n'est pas assez connue pour que j'insiste longuement.

Il me suffit pour le moment d'avoir montré que le syndrôme tout entier pourrait être expliqué comme je l'ai fait.

Quelque chose d'analogue à un anévrysme cirsoïde dilate les vaisseaux thyroïdiens et y modifie la circulation. On conçoit que ces vaisseaux, étant en rapports intimes avec le sympathique cervical, arrivent à l'exciter; le tableau clinique est réalise.

Voilà la conception dans ses lignes générales. Je vais dans les chapitres suivants essayer de préciser le mode et le lieu d'excitation du sympathique, puis chercher s'il existe dans la pathologie thyroïdienne quelque chose d'analogue à un anévrysme cirsoïde.

CHAPITRE TROISIÈME

Lieu et mode d'excitation du sympathique

Lorsque j'abordai ce problème, les notions que je possédais sur les rapports du grand sympathique cervical avec les vaisseaux manquaient de précision.

Je savais que le ganglion cervical inférieur était au contact de l'artère sous-clavière ainsi que le ganglion premier thoracique, que ces deux ganglions étaient réunis par au moins deux rameaux, passant l'un devant, l'autre derrière le tronc artériel de façon à constituer ce qu'on appelle l'anneau de Vieussens, que cet anneau était jeté autour de l'artère en amont de l'émergence du trou thyro-bicervico-scapulaire.

Je n'ignorais pas que l'artère thyroïdienne inférieure fût en rapport avec les nerfs, soutenue en quelque sorte par une anse nerveuse, mais là s'arrêtaient mes connaissances.

Voici maintenant les données classiques que j'avais à ma disposition touchant la topographie des fibres cardiaques et oculaires dans le sympathique cervical (1) :

Fibres accélératrices cardiaques. — 1º Il y a un premier groupe de ces fibres qui, né des régions bulbaire et médullaire supérieure, aboutit au ganglion cervical supérieur. De là

(1) François Franck. — Loco citato.

elles descendent dans le cordon cervical pour aboutir au ganglion cervical inférieur après avoir émis en route les nerfs cardiaque supérieur et moyen.

2° Il y a ensuite un système médullaire convergent aboutissant au ganglion premier thoracique, soit par le nerf vertébral pour les rami communicantes des 5e, 6e, 7e paires cervicales, soit directement pour ceux de la 8e cervicale et des deux premières dorsales, soit par le cordon thoracique pour les rami des 3e, 4e, 5e dorsales.

De ce ganglion partent des rameaux pour le plexus cardiaque; d'autres fibres prennent la voie de l'anneau de Vieussens pour aller au ganglion cervical inférieur.

C'est donc au niveau de ces deux ganglions que sont le mieux groupées les fibres cardiaques accélératrices.

Fibres oculaires. — Je ne m'occupe pas ici, bien entendu, des fibres bulbaires qui ne prennent pas la voie du sympathique. Mais à côté de ces fibres il y en a de médullaires reproduisant la disposition du second groupe des filets cardiaques.

Le plus grand nombre des fibres oculaires converge donc vers le ganglion premier thoracique, de là elles prennent la voie de l'anneau de Vieussens (surtout la branche préartérielle) et aboutissent au ganglion cervical inférieur. Elles remontent ensuite le long du cordon cervical lui-même jusqu'au ganglion supérieur.

Par cet exposé rapide on voit qu'une section ou une excitation faite entre les ganglions cervical supérieur et premier thoracique atteindra forcément des fibres oculaires ascendantes et des fibres accélératrices cardiaques presque toujours descendantes.

J'avais pensé tout d'abord que l'artère sous-clavière arrivant, à la suite de la thyroïdienne inférieure, à se dilater et à frémir, ce frémissement pourrait être une cause suffisante d'excitation pour l'anse de Vieussens.

Il y avait bien une objection : à la suite d'un anévrysme artério-veineux ou cirsoïde du membre supérieur, la même excitation aurait dû se produire à la longue ; or, les observations sont muettes en ce qui touche le nombre des pulsations dans ces cas.

Malgré cela, j'avais essayé de vérifier la chose expérimentalement.

Produire sur l'animal un anévrysme cirsoïde me paraissait à priori impossible. Mais si l'on ne pouvait établir une communication artério-veineuse indirecte, la communication directe, l'anévrysme artério-veineux était peut-être réalisable.

Il fallait un animal d'une taille suffisante pour que ses vaisseaux ne fussent pas d'un calibre trop exigu ; un animal aussi chez lequel l'excitation du sympathique donnât des résultats appréciables. Le chien semblait tout indiqué.

L'artère thyroïdienne inférieure semblait trop petite pour qu'on pût facilement expérimenter sur elle ; de plus, dans l'hypothèse d'une action sur l'anse de Vieussens, elle ne devait pas être utilisée chez le chien puisqu'elle naît chez cet animal de la carotide et non de la sous-clavière.

Je me décidai donc à agir sur la sous-clavière elle-même ou sur l'axillaire.

Que pouvait-on attendre d'une semblable expérience ? Positive, elle pouvait avoir une grande valeur ; négative, elle n'en avait aucune. En effet, en supposant que l'anse de Vieussens pût être excitée par le frémissement vibratoire, le fait pouvait se produire dans deux conditions : ou bien le frémissement de l'artère non dilatée était suffisant et alors l'expérience devait s'accompagner de tachycardie et d'exophtalmie, ou bien pour que ce frémissement pût exciter l'anse fallait-il que l'artère fût dilatée. Alors l'expérience devait à peu près fatalement rester négative, la plasticité du sang s'opposant à ce que la communication durât un temps notable. Une injection de peptone ou d'extrait de sangsues aurait bien pu rendre le sang momentanément incoagulable, mais momentanément seulement.

Pour établir la communication artério-veineuse je m'étais arrêté à l'emploi d'un tube métallique en U que M. Collin avait eu l'amabilité de me faire construire.

J'ai fait plusieurs expériences infructueuses, n'arrivant pas à obtenir le passage du sang de l'artère à la veine et cela quoique le tube ait pu être introduit dans les deux vaisseaux. Je ne cite que l'expérience suivante où le passage eut lieu d'une façon évidente.

EXPÉRIENCE

20 septembre 1895. Chien noir de 15 kilos.

A 10 heures 1/2 injection sous-cutanée de quinze centigrammes de chlorhydrate de morphine. Avant l'injection le pouls variait de 120 à 136.

11 heures 15. — L'animal est chloroformé et fixé sur la table à expériences, puis savonné et rasé.

Incision cutanée de 10 cm. sur le trajet de l'artère axillaire, commençant à la base du cou et finissant au niveau du bord inférieur du grand pectoral.

Section du grand pectoral, du petit pectoral et d'une autre lame musculaire qui cache encore le paquet vasculo-nerveux et qui répond probablement au grand dorsal.

La patte (droite) se laisse alors considérablement écarter et les vaisseaux sont abordables sur une étendue assez grande.

Dénudation soigneuse de l'artère et de la veine. Trois fils de soie sont placés sous chacun des vaisseaux : celui qui était le plus près du cœur devait servir à soulever le vaisseau en y empêchant le cours du sang, le moyen, à lier le vaisseau sur le tube anastomotique, le plus éloigné à lier le bout périphérique.

Le bout périphérique de la veine étant lié et le bout central soulevé par l'anse de fil, je fais sur le segment intermédiaire une incision d'un coup de ciseaux, j'y introduis un des bouts du tube et je lie sur lui le vaisseau.

Je procède de même sur l'artère.

Rien ne ▪sse encore. Je fais compter à ce moment le pouls de la fémorale. Il y a 48 pulsations à la minute (la morphine ralentit et régularise le pouls).

Puis mon aide lâche les deux anses qui soulevaient l'artère et la veine.

Le sang passe à travers le tube et l'on perçoit au niveau des vaisseaux, au bout d'une pince même qui tient le tube, un frémissement d'une netteté admirable.

Aussitôt le passage établi le pouls est compté de nouveau. Il y a 60 pulsations au lieu de 48.

Les muscles sont suturés par dessus le tube. La peau est réunie et recouverte de collodion.

Le pouls repris à quelques minutes d'intervalle reste au même chiffre. L'animal est reporté dans sa niche.

21 septembre. — Le chien remue la queue et n'est pas très abattu. P. 180.

22 septembre. — Le chien est beaucoup plus abattu. P. 148.

24 septembre. — Les bords de la plaie sont sphacélés. Animal très abattu. P. 148.

25 septembre. — La plaie est largement désunie, l'état général est meilleur. P. 140. On peut se rendre compte que le frémissement n'existe plus.

L'expérience peut donc être considérée comme terminée. A aucun moment il n'y a eu ni exophtalmie, ni dilatation pupillaire.

L'animal guérit, le tube était tombé.

Que pouvait-on conclure de cette expérience ? Tout d'abord que le frémissement vibratoire de la sous-clavière n'est pas suffisant à produire l'exophtalmie par excitation mécanique de l'anse de Vieussens, tant que les vaisseaux n'ont pas subi de modification de calibre. Y suffit-il lorsque les vaisseaux sont dilatés ? Je n'en puis rien dire.

Au point de vue de la tachycardie l'expérience est-elle concluante. Avant la communication artério-veineuse le pouls était à 48 ; immédiatement après à 60.

Avant l'expérience le pouls ne dépassait pas 136 ; le lendemain il était à 180.

Il est vrai de dire que le chien a certainement été fébrile après l'opération. Mais il était certainement plus malade le 22 septembre, où le pouls était à 148, que le 21, où il battait 180.

Je crois que la communication artério-veineuse a duré 24 heures ; quoiqu'elle semble avoir produit de la tachycardie, je dirais volontiers : le frémissement vibratoire d'une sous-clavière non dilatée est insuffisant à exciter d'une façon incontestable l'anse de Vieussens.

Peut-être y arrive-t-il lorsque le calibre de l'artère est augmenté. Mais alors cette excitation doit se retrouver dans les cas d'anévrysne cirsoïde de la main, ce qui n'est pas impossible, quoique cela n'ait pas été noté.

En présence des rapports intimes que présentent avec la sous-clavière les ganglions cervical inférieur et premier thoracique, on pourrait encore concevoir que les conditions de nutrition de ces ganglions fussent modifiées au contact du vaisseau.

Et puis, est-il nécessaire que l'excitation soit produite du fait de la sous-clavière ?

Je ne le crois pas. Les vasa nervorum (1) artériels du cordon cervical sont fournis pour sa partie inférieure par l'artère thyroïdienne inférieure, pour sa partie supérieure par la thyroïdienne supérieure. Les veinules gagnent les veines thyroïdiennes supérieures et inférieures ; un certain nombre se terminent dans le réseau des vasa-vasorum de la carotide primitive. Tous ces vaisseaux partent donc des artères et aboutissent aux veines dont la circulation serait troublée par la communication artério-veineuse au niveau du corps thyroïde. Si les modifications du cours du sang dans les vasa-vasorum sont capables d'amener l'altération de la structure des vaisseaux, pourquoi n'en serait-il pas de même en ce qui regarde les nerfs ? Il est fort possible qu'il y ait là une cause d'excitation du sympathique.

Mais les recherches bibliographiques auxquelles je me suis livré m'ont permis de trouver un lieu possible d'excitation du sympathique qui serait beaucoup plus précis.

Il s'agit cette fois des rapports de l'artère thyroïdienne inférieure avec le sympathique cervical. « Le cordon peut être

(1) Quénu et Lejars. — Études sur le système circulatoire, Paris, 1894, p. 73 et 89.

devant ou derrière l'artère, plus souvent devant. Il n'est pas rare qu'il se partage au-dessus de l'artère en deux branches qui peuvent se réunir au-dessous. Ainsi est formée une boutonnière qui peut être si étroite que l'artère la remplit presque complètement. Si l'on se figure cette boutonnière comme une simple fente dans le tronc, une forte dilatation de l'artère thyroïdienne inférieure peut l'élargir sans notable excitation des fibres nerveuses. *Mais lorsqu'il y a un ganglion cervical moyen ou thyroïdien, il arrive qu'une partie de ce ganglion soit au-dessus, l'autre au-dessous de l'artère. Ces portions de ganglion sont alors unies par deux rameaux courts, assez résistants, entre lesquels l'artère trouve précisément passage. Devant la description de cette disposition anatomique, la question se pose d'elle-même de savoir si dans le goître une dilatation du vaisseau est possible sans retentissement sur la fonction du sympathique.*

« Les symptômes cardiaques observés chez les goîtreux, les phénomènes d'asthme tenant à la même cause, la production de symptômes cardio-pulmonaires chez les femmes pendant la menstruation qui doit produire une dilatation des vaisseaux thyroïdiens, des paralysies cardiaques subites peuvent peut-être s'expliquer par ce rapport anatomique du cordon sympathique avec l'artère thyroïdienne inférieure. La preuve certaine que ces accidents du goître signalés plus haut se produisent de cette façon ne peut être fournie que par un examen fait dans ce sens dans les cas s'y prêtant (1). »

Je fais remarquer que l'auteur n'a pas songé à la maladie de Basedow.

Il ajoute que la disposition en question est plus fréquente que celle indiquée par Luschka et Sappey (l'artère devant le tronc).

De plus « le second rameau cardiaque naît le plus souvent

(1) Drobnik. — Topographisch-anatomische Studien über den Halssympathicus. Mit besonderer Rücksicht auf das Terrain der Kropfoperationen. Archiv für Anatomie und Entwickelungsgeschichte, 1887, p. 349.

non loin du point de croisement ; à la hauteur du vaisseau il n'est pas encore loin du tronc. Même lorsqu'il naît plus près

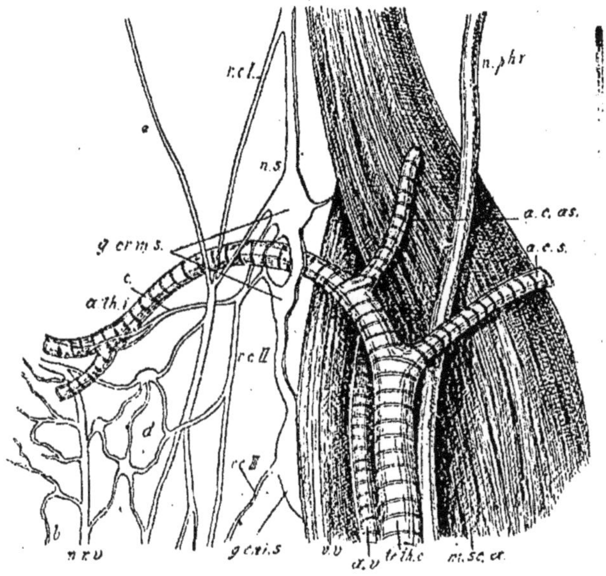

Figure demi-schématique d'après Drobnik.

m. sc. a.	Muscle scalène antérieur.
n. phr.	Nerf phrénique.
v. v.	Veine vertébrale.
a. v.	Artère vertébrale.
tr. th. c.	Tronc thyro-cervical.
a. c. as.	Artère cervicale ascendante.
a. c. s.	Artère cervicale superficielle.
n. s.	Nerf sympathique.
g. cr. m. s.	Ganglion cervical moyen.
g. cr. i. s.	Ganglion cervical inférieur.
r. c. I.	Rameau cardiaque I.
r. c. II.	— — II.
r. c. III.	— — III.
n. r. v.	Nerf récurrent.

a. Anastomose du rameau cardiaque I avec la branche externe du laryngé supérieur.
b. Rameau prétrachéal du sympathique.
c. Rameau accompagnant l'artère thyroïdienne inf.
d. Plexus nerveux entre les rameaux cardiaques du symp. et le N. récurrent.

du ganglion supérieur il présente le plus souvent avec l'artère les mêmes rapports que le tronc auprès duquel il reste jusqu'au-dessous d'elle. Il passe donc très souvent devant l'artère. Le premier rameau cardiaque passe parfois devant, plus souvent derrière, parfois aussi entre ses deux branches. »

Plus loin, après avoir constaté que le sympathique cervical ne se ressemble pas chez deux individus, ni même des deux côtés chez le même individu, il ajoute que dans le cas d'existence de ganglion moyen il est de règle que le deuxième nerf cardiaque s'en échappe par deux filets.

Voilà donc trouvé un point du sympathique cervical où l'excitation pourrait se concevoir par simple dilatation de l'artère sans même qu'il y ait de frémissement.

Je vais dans le prochain chapitre examiner s'il existe dans la pathologie thyroïdienne quelque chose qui rappelle l'anévrysme cirsoïde.

CHAPITRE QUATRIÈME

Le goître vasculaire.

De l'examen pathogénique des symptômes j'avais conclu que le corps thyroïde devait être le siège d'un processus analogue à l'anévrysme cirsoïde.

La présence d'une production de ce genre n'aurait rien d'extraordinaire au niveau du corps thyroïde. Au début d'un anévrysme cirsoïde il y a un angiome; or il est connu que les angiomes ont une prédilection marquée pour la région des anciennes rainures branchiales (angiomes fissuraux de Virchow); le corps thyroïde ne se développe-t-il pas en grande partie aux dépens de la quatrième rainure branchiale ?

La transformation de l'angiome en anévrysme cirsoïde se fait sous des influences encores mal connues, mais au nombre desquelles il faut compter, outre les traumatismes, les maladies infectieuses et les poussées congestives. Le corps thyroïde réagit aux infections, il est le siège de congestions au moment de la puberté, de la menstruation, de la défloration, de la grossesse. L'angiome thyroïdien, s'il existe, sera donc bien placé pour dégénérer.

Quoi qu'il en soit, on ne décrit ni l'anévrysme cirsoïde ni l'angiome du corps thyroïde.

Pourtant, presque tous les auteurs qui se sont occupés de

la maladie de Basedow ont eu sous la plume le mot d'anévrysme cirsoïde soit dans leur description clinique, soit au
chapitre de l'anatomie pathologique.

Trousseau nous dit textuellement : « Or, dans le cas de
goître exophtalmique, les artères thyroïdiennes augmentent de
diamètre, deviennent flexueuses, leurs extrémités et leurs branches
prennent un grand développement, leurs anastomoses semblent
se multiplier, ainsi que l'ont constaté Basedow, Stokes et Hirsch.
Ce développement exagéré du système artériel rappelle la dilatation vasculaire à laquelle on donne le nom *d'anévrysme
cirsoïde*, et rend parfaitement compte des bruits de souffle
perçus au niveau de la tumeur et du mouvement d'expansion
éprouvé par la main qui saisit le corps thyroïde, mouvement
dû à la dilatation des branches et des rameaux des artères
thyroïdiennes (1) ».

Je trouve dans l'article de M. Rendu : « Ce qui domine, c'est
l'hypérémie vasculaire qui transforme la glande en une sorte de
tissu spongieux analogue *à du tissu érectile*. Cette comparaison
avait été déjà faite par Graves qui avait reconnu que les artères
étaient dilatées et sinueuses comme dans les *anévrysmes
cirsoïdes* (2) ».

C'est ensuite Grasset : « D'abord les artères, dilatées, sinueuses,
présentent de larges anastomoses, comme dans les *anévrysmes
cirsoïdes* (3) ».

Laveran et Teissier : « de telle façon que la tumeur a pu en
imposer pour un véritable anévrysme cirsoïde (4) ».

J'en pourrais citer ainsi une foule d'autres.

Mais en dehors du goître exophtalmique n'existe-t-il pas de
tumeur vasculaire de ce genre dans la pathologie thyroïdienne?

(1) Trousseau. — Loco citato, p. 570.
(2) Rendu. — Loco citato, p. 599.
(3) Grasset. — Traité pratique des maladies du système nerveux, 3ᵉ éd.
1885, p. 734.
(4) Laveran et Tessier. — Nouv. élém. de pathol. médicale, 1889, II,
p. 129.

Certains sarcomes pourraient reproduire jusqu'à un certain point le tableau du goitre basedowien.

Mais il y a une forme connue de goître qui lui ressemble trait pour trait. Qu'on lui surajoute l'excitation du sympathique et la maladie de Basedow sera complète. Je veux parler du goitre anévrysmatique de Ph, von Walther (1), l'une des quatre formes de goitre que reconnaissait cet auteur (anévrysmal, lymphatique, squirrheux et inflammatoire), l'une des deux formes primitives qu'admettait Ecker (2), (vasculaire et glandulaire). Walther disait « ce ne sont pas les artères seules, mais encore les veines et les capillaires qui sont ici dilatés » et ailleurs « un gros goitre est un véritable peloton de vaisseaux dilatés de toute nature. »

Ce goitre ressemble donc anatomiquement à une tumeur cirsoïde ; nous allons voir que cliniquement, il lui ressemble aussi, en même temps qu'au goitre basedowien.

Wœlfler (3) lui donne comme caractère de se laisser exprimer partiellement ou totalement comme une éponge, de présenter des pulsations visibles, du souffle à l'auscultation, du frémisse- à la palpation.

Krishaber (4) s'exprime ainsi à propos de ce goitre : « Parfois les rameaux anastomotiques sont eux-mêmes dilatés irrégulièrement et il se forme ainsi un véritable *tissu spongieux érectile qui rappelle celui de l'anévrysme cirsoïde.* » Et quelques pages plus loin : « La main appliquée à sa surface perçoit des battements qui incommodent le malade et qui s'accompagnent de mouvements d'expansion correspondant à la diastole artérielle.... »

(1) Ph. von Walther. — Neue Heilart des Kropfes. Sulzbach, 1817. — (Ce livre cité partout, n'existe pas à la bibliothèque de la Faculté).

(2) Ecker. — Henle und Pfeufer's Archiv für ration. Medecin., t. VI, p. 123, 1847.

(3) Wœlfler. — Zur chirurgischen Anatomie und Pathologie des Kropfes und Nebenkropfes. Archiv für Klin. Chirurgie, t. LX, p. 169, 1890.

(4) Krishaber. — Article goître du Dictionnaire encycl. des sc. méd., 4ᵉ sér., t. IX, p. 489, 1883.

L'auscultation y fait reconnaître l'existence d'un bruit de souffle intermittent unique ou double qui était analogue dans un cas de Nélaton au souffle utérin. »

Je pourrais citer des descriptions analogues de Nélaton (1), Peyrot (2), A. Broca (3).

Dans une observation de M. le professeur Tillaux, je trouve noté : « Frémissement perçu à la palpation, sorte de vibration, de thrill intermittent des deux côtés, principalement du côté droit » (4).

Ce goître vasculaire est-il une forme du goître vulgaire ou s'agit-il d'un angiome auquel le processus goitrigène a donné un coup de fouet? Je n'en ai cure; mais ce qu'il y a de certain, c'est que cette forme se rencontre dans les épidémies de goître ordinaire.

« La grande masse des goîtres pulsatiles ne sont sans doute pas des anévrysmes au sens propre du mot, quoiqu'on y observe le complexus symptomatique habituel des anévrysmes, pulsations, réductibilité, souffles. » Ainsi s'exprime Lücke (5). Pour lui, ce genre de goître survient de préférence, peut-être exclusivement, chez les jeunes. Sur 244 écoliers examinés au cours d'une épidémie, 94 étaient atteints de goître et 10 de ces goîtres étaient pulsatiles. Il ne voit pas de rapport entre ces goîtres et la maladie de Basedow, quoique dans un des cas, il soit noté que les yeux étaient devenus brillants.

Dans les cas même qui ne sont pas décrits comme goîtres anévrysmatiques, nous trouvons du tissu caverneux, sinon l'aspect cirsoïde.

Le fait est fréquent dans le goître congénital. C'est la deuxième

(1) Nélaton. — Éléments de pathologie chirurgicale, 1854, t. III, p. 365.

(2) Peyrot. — Traité dit des quatre agrégés, t. III, p. 218, 1887.

(3) A. Broca. — Traité de chirurgie, t. V, p. 618, 1891.

(4) In Piot. — Du goître endémique, Chambéry, 1883.

(5) Lücke. — Ueber Struma pulsans acuta.— Deutsche Zeitschrift f. Chir., t. VII, p. 451.

forme de ce goître pour Wœlfler (1), la première étant une hypertrophie simple. Wœlfler cite les cas de Mondini (2), de Cammerer (3), d'Eulenburg (4) et il ajoute : « Ces cas ne nous surprendront pas si nous nous rappelons la coupe du corps thyroïde d'un enfant nouveau-né où toute la glande est parcourue de grands espaces sanguins caverneux.

« Nous avons affaire dans ces cas à un arrêt de développement du tissu de la glande et devons reporter la production de tels *angiomes* à cette période du développement où se produit dans la glande embryonnaire la vascularisation lacunaire ; quand malgré la diminution du parenchyme glandulaire on constate dans ces cas une notable augmentation de la glande, celle-ci s'explique par une dilatation et une multiplication extraordinaires des espaces caverneux de la période fœtale. »

D'autres goîtres appartenant au type que Wölfler appelle adénome fœtal peuvent se développer au moment de la puberté, au cours d'une grossesse et présentent par endroits une circulation lacunaire avec de grands espaces caverneux.

Grenzner (5) avait décrit ces formations sous le nom de struma angio-cavernosa et disait : « On ne peut plus parler de capillaires dilatés, mais on peut facilement démontrer la continuité des capillaires avec ces espaces. »

Nicoladoni (6), opérant un goître à la partie supérieure duquel on constatait un fort frémissement, observe « une très grosse

---

(1) Wölfler. — Entwickelung und Bau des Kropfes. — Archiv. f. Klin. Chir., t. 29, 1883., p. 1.

(2) Mondini. — Novi comment. Acad. scient. Instit. Bononiensis, t. III, 1829.

(3) Cammerer. — Struma neonatorum. Würt Med. corresp. Blatt., t. XII, n° 4, 1842.

(4) Eulenburg. — Petersburger med. Zeitschrift, t. II, p 175, 1865.

(5) Grenzner. — Virchow's Archiv, t. LXXIV, 1878.

(6) Nicoladoni. — In Wölfler. Arch. f. Klin. Chir., t. XL, 1890, p. 361, en note.

veine thyroïdienne à travers laquelle le sang passait avec frémissement dans la jugulaire ».

Pietrzikowski (1), à propos d'un goître congénital enlevé à une
fille de 10 ans, s'exprime ainsi : « La substance propre de la
glande a complètement disparu, il avait la structure d'une tumeur
caverneuse ».

Wölfler a vu des veines, normalement grosses comme une
épingle, avoir pris le volume d'un crayon, voire même du petit
doigt (loc. cit. p. 360). Il a eu occasion de voir une artère thyroïdienne supérieure grosse comme une carotide (p. 374). La
carotide peut être grosse comme la première phalange du pouce
d'un homme » (p. 368).

Wedemeyer (2), Earle (3) ont fait des constatations analogues.

Portal (4) avait déjà vu des artères thyroïdiennes grosses
comme une plume à écrire.

Marsh (5) dans un cas (c'était un goître exophtalmique) avait
trouvé une jugulaire interne mesurant un pouce et demi trans-
versalement.

Dans le goître le plus banal les vaisseaux sont dilatés, et
un coup d'œil jeté sur les planches du mémoire de Wœlfler
donnera une idée du calibre qu'ils peuvent y prendre.

En somme tous les goîtres sont des tumeurs vasculaires ;
le goître colloïde développe déjà les vaisseaux ; ce que Wœlfler
appelle adénome fœtal les développe davantage ; le goître vasculaire proprement dit, le goître anévrysmatique de von Walther, a l'aspect d'un véritable anévrysme cirsoïde et présente
le phénomène du thrill. C'est cette dernière forme qu'on rencontre dans les cas types de maladie de Basedow.

(1) Pietrzikowski. — Ibidem.
(2) Wedemeyer. — Langenbeck's neue Bibliothek, III, p. 2.
(3) Earle. — Von Froriep's Notizen, XV, p. 268.
(4) Portal. — Cours d'anatomie médicale, III, p. 160, 1803.
(5) Marsh. — Dublin Journal of med. science, XX, p. 472, 1842.

CHAPITRE CINQUIÈME

Rapports du goître exophtalmique avec le goître ordinaire. Vue d'ensemble de la théorie nouvelle.

La phrase classique où M. Rendù signalait la différence de répartition géographique entre le goître ordinaire et la maladie de Basedow a fait son temps. Les partisans de la théorie de l'hyperthyroïdation en ont fait justice.

On sait aujourd'hui que le syndrôme que réclamaient les neuropathologistes peut apparaître en même temps que le goître, quelque temps après lui ou au bout d'une période fort longue. On ne croit plus guère aux cas d'absence de goître, et d'ailleurs j'y reviendrai plus loin.

Il existait autrefois des faits qui passaient inaperçus ou qu'on ne voulait pas croire légitimes parce qu'ils allaient à l'encontre des théories admises. Au cours de certaines épidémies de goître on avait vu se produire des symptômes étranges. Dans un rapport de Gouget (1), on trouve ceci : « La respiration n'a été un peu gênée que chez un seul goîtreux, porteur d'une hypertrophie générale et méritant à juste titre la dénomination de goître en hausse-col. Chez le même individu, les yeux étaient saillants,

(1) Gouget. — Rapport sur une épidémie de goître aigu observée à Colmar pendant le premier semestre de 1861. — Recueil de mém. de médecine, de chirurgie et de pharmacie militaires. IIIe Série, t. 7, 1862, p. 289.

brillants, et j'ai craint un moment de voir survenir les accidents qui accompagnent le goître exophtalmique. » Les choses n'ont pas duré, mais je crois que les craintes de Gouget étaient plus que justifiées.

Dans deux observations de M. le professeur Joffroy (1), on voit les phénomènes nerveux se greffer l'un après l'autre sur un goître.

Dans la première, il s'agit d'une femme de 30 ans; mariée à 19 ans, elle est enceinte à 20; après ses couches, le cou grossit et se déforme un peu. Au bout de dix-huit mois, deuxième accouchement; le goître se prononce et les palpitations apparaissent. A 24 ans, troisième accouchement, et tous les signes sont au complet.

La seconde n'est pas aussi démonstrative : C'est une jeune fille qui eut d'abord de l'hypertrophie thyroïdienne ; on lui conseilla une intervention chirurgicale qu'elle refusa. Un an après elle venait consulter M. Joffroy pour des palpitations.

On ne scandalise plus personne en disant aujourd'hui : Un goître, qu'il soit sporadique, endémique ou épidémique, peut devenir un goître exophtalmique.

Le goître s'accompagne de dilatation des vaisseaux thyroïdiens ; cette dilatation se produit plus ou moins vite selon les conditions de la circulation dans le corps thyroïde; si le goître appartient au type qu'a décrit Walther, cette dilatation se produit très rapidement et les vaisseaux frémissent et vibrent.

La dilatation des artères thyroïdiennes, lorsqu'elle atteint un certain degré, à plus forte raison lorsqu'elle s'accompagne de frémissement, peut exciter le sympathique cervical avec lequel l'artère thyroïdienne inférieure a des rapports intimes. Le premier effet de cette excitation est la tachycardie, plus tard seulement se produit l'exophtalmie.

Parmi les autres troubles observés, quelques-uns peuvent

(1) Joffroy. — Progrès médical 1894, p. 207.

dépendre directement de l'excitation du sympathique, d'autres de l'irrigation défectueuse des organes mis en état d'anémie relative par l'afflux dans le circuit thyroïdien à faible résistance; d'autres enfin, tels que les troubles cérébraux, sont probablement la conséquence à la fois de l'anémie cérébrale que produisent la cause précédente et la vaso-constriction due au sympathique, et de la modification du rythme circulatoire.

L'excitation du sympathique pourra varier à chaque instant, suivant les variations de la circulation et du calibre des artères thyroïdiennes. « Lorsque les palpitations étaient très violentes, disait Graves, la glande se tuméfiait; dès que les palpitations diminuaient d'intensité, la tumeur commençait à s'affaisser. » J'explique fort bien cette coïncidence mais je renverse la proposition et je dis : lorsque la glande se tuméfiait les palpitations étaient très violentes; dès que la tumeur commençait à s'affaisser, les palpitations diminuaient d'intensité.

On se demandera peut-être comment il peut se faire qu'un goitre pulsatile puisse ne pas devenir exophtalmique. Je crois que la réponse est dans les données anatomiques fournies par Drobnik. Si l'artère thyroïdienne inférieure ne passe pas dans la boutonnière du cordon cervical ou dans l'hiatus du ganglion moyen, l'excitation du nerf sera difficilement réalisable; si elle y passe, l'excitation se produira presque fatalement.

Si elle n'y passe que d'un côté, que se produira-t-il? La tachycardie existera comme précédemment, tout aussi marquée, l'exophtalmie restera unilatérale, et voilà expliqués les cas de Völkel.

Si la maladie de Basedow a à sa base le goitre ordinaire et que cette maladie ne soit pas due à l'hyperthyroïdation, rien ne devient plus simple que d'expliquer l'évolution parfois parallèle du myxœdème.

Si la lésion quelconque du corps thyroïde, qui dilate les vaisseaux au point d'exciter le sympathique, est arrivée auparavant déjà à supprimer fonctionnellement la glande, le syndrome de

Basedow apparaîtra au cours du myxœdème : que plus tard le goître se sclérose et que ses vaisseaux s'affaissent, ce syndrôme disparaîtra et le myxœdème persistera.

Si l'excitation sympathique coïncide avec la suppression fonctionnelle du corps thyroïde, les deux affections évolueront parallèlement.

Dans le cas le plus ordinaire, le seul que puissent expliquer les partisans de l'hypersécrétion, la suppression totale de la fonction n'a lieu que lorsque la sclérose est complète; les vaisseaux diminuant de calibre, le syndrôme de Basedow cède la place au myxœdème.

Il est clair que cette théorie faisant de la maladie une simple complication du goître ordinaire ou vasculaire, affection chirurgicale, la fait sortir du cadre de la pathologie interne pour la placer dans celui de la pathologie externe.

Ce passage était déjà accompli en fait sinon en droit et dès 1890 Lemke disait que les basedowiens devaient aller dans les services de chirurgie et non dans ceux de médecine.

CHAPITRE SIXIEME

Objections

1º *On ne manquera pas de me dire : Tout cela est fort joli, mais, ce n'est qu'une hypothèse.*

C'est vrai, et je le regrette. En tout cas, ce n'est pas une cause d'infériorité pour la théorie que je propose, étant donné que toutes les autres en sont au même point.

Ce n'est pas ici le lieu de plaider la cause de l'hypothèse en général. Je rappellerai pourtant que la théorie atomique à laquelle la chimie organique a dû bien des découvertes, n'est pas autre chose qu'une hypothèse. Je me permettrai aussi de faire remarquer que si, dans le domaine médical, on supprimait tout ce qui n'est qu'hypothèse, il ne resterait plus grand chose de la pathologie, la clinique seule resterait debout.

Remplacer des hypothèses par une autre, semble une besogne oiseuse ; mais la chose est légitime, utile même, lorsque cette autre explique un plus grand nombre de faits que ses devancières.

Pour que l'hypothèse soit universellement acceptée en matière scientifique il faut qu'elle paraisse susceptible d'une vérification prochaine.

Dans le cas particulier il suffira d'un examen nécropsique attentif pour s'assurer si l'excitation du sympathique a lieu ou non par suite du passage de l'artère thyroïdienne à travers le cordon cervical.

Si cette disposition anatomique n'existe pas, il n'en résulte pas que l'hypothèse de l'excitation du sympathique par les vaisseaux doive être rejetée, mais alors je ne vois pas trop comment la vérification pourrait se faire.

2° *Il y a, diront les partisans de la névrose, des cas sans goître ; le goître absent ne peut amener la dilatation des vaisseaux et votre échafaudage tombe.*

Cette objection, qui s'adressait à toutes les théories thyroïdiennes, serait évidemment fort grave si l'on pouvait présenter des faits indubitables.

Or, dans certaines observations où l'on note l'absence de goître, il est question d'un élargissement de la base du cou (1).

L'hypertrophie thyroïdienne passe facilement inaperçue. Je n'en veux pour preuve que les citations suivantes de M. le professeur Joffroy (2) : « J'ajouterai même que l'examen le plus méthodique peut se trouver insuffisant, et qu'il m'est arrivé de trouver à l'autopsie un corps thyroïde que j'avais considéré comme normal pendant la vie et dont en réalité les dimensions étaient plus que doublées et le poids plus que triplé. » « Un corps thyroïde peut doubler de volume sans que l'examen de la région révèle rien d'anormal. »

Il faut aussi toujours avoir présente à l'esprit l'existence possible de goîtres rétro-sternaux. Je note en passant que Wölfler (3) au nombre des symptômes de ces goîtres, fait figurer l'exophtalmie unilatérale ou la réaction paresseuse de la pupille d'un côté.

Birch-Hirschfeld (4), à l'autopsie d'une dame qui, depuis de longues années, souffrait d'une *névrose cardiaque essentielle qui se*

(1) Marie. — Loc. cit., p. 77.
(2) Joffroy. — Loc. cit., p. 478.
(3) Wölfler. — Archiv f. Klin. Chir., t. XL, p. 169, 1890.
(4) Birch Hirschfeld. — Lehrbuch der pathol Anatomie, 1887, t. II, p. 399.

caractérisait par de la tachycardie, des périodes d'arythmie et de l'angoisse, trouva une hypertrophie du lobe droit situé dans le thorax.

Rizzoli (1) avait opéré un goître vasculaire typique sous-sternal.

Braun (2) cite l'observation d'une dame de 58 ans, dont le côté droit du cou avait un peu grossi depuis trois ans; outre de la dyspnée il s'était produit des palpitations et des battements à droite du cou; l'œil droit aurait été pendant quelque temps projeté en avant. Depuis un an, elle était atteinte de palpitations intolérables. La limite supérieure de la tumeur dépassait la clavicule d'un demi-centimètre. C'était un goître endothoracique aberrant rattaché au lobe droit et qui avait entraîné en bas ce lobe lui-même.

A propos de l'ablation il fait remarquer que ces goîtres n'ont pas de connexions vasculaires avec le voisinage, mais sont nourris par les artères thyroïdiennes.

Berndt (3) publie deux cas qu'il a opérés. Dans le premier, *où les palpitations avaient précédé de deux ans le goître,* il y avait, outre une hypertrophie du lobe gauche, un noyau rétrosternal de 5 centimètres de long.

Le second cas avait débuté en 1865, avait été diagnostiqué goître exophtalmique par Traube en 1868, et fut opéré en 1895. Il y avait dans le médiastin une masse thyroïdienne qui mesurait huit centimètres.

3° *Les anatomo-pathologistes modernes semblent trouver le goître basedowien peu vasculaire; comment ces vaisseaux peu développés exciteraient-ils le sympathique?*

Je n'ai jamais prétendu que le goître basedowien soit nécessairement un goître anévrysmatique. Il ne l'est que lorsqu'il présente les phénomènes de thrill que l'on trouve dans les cas typiques. Mais voyons ce que disent ces anatomo-pathologiques.

Les anciens insistaient à qui mieux mieux sur la vascularité

(1) Rizzoli. — Clinique chirurgicale, traduction Andréini. Paris, 1872, p. 83.

(2) Braun. — Zur Genese und Diagnose der isolirten endothoracalen Kropfgeschwülsten. Deutsche med. Wochenschrift, 1893, p. 251.

(3) Berndt. — Traitement chirurgical de la maladie de Basedow. Arch. f. Klin. Chirurgie, t. LII, 1896, p. 709.

du goître exophtalmique ; les mots de tissu érectile, de tumeur cirsoïde revenaient à chaque instent sous leur plume. Ils ne reviennent plus sous celle des modernes.

Dans un cas de Brühl (loc. cit.) — il est vrai qu'il se base sur ce caractère pour en faire un faux goître exophtalmique — l'auteur insiste « sur l'absence de vascularité de la tumeur ; à la coupe, il ne s'est pas écoulé une goutte de sang ».

M. Renaut ne dit pas un mot des artères.

Robert Müller (1) nous dit : « En opposition avec le puissant développement des veines superficielles, je dois constater que la teneur en sang du tissu était proportionnellement faible et ne dépassait pas celle de la thyroïde adulte normale » et trois pages plus loin : « Le goître de la maladie de Basedow se distinguait dans les cas par nous observés par la prédominance de l'hyperplasie cellulaire, avec formation de grands boyaux épithéliaux irréguliers, faible production de matière colloïde et médiocre développement vasculaire ».

Farner (2) trouve les vaisseaux plutôt diminués.

La teneur en sang d'une tumeur enlevée à la salle d'opération ou sur la table d'autopsie ne signifie absolument rien. Un angiome, quelque volumineux qu'il puisse être, se réduit à rien une fois enlevé. J'ai eu occasion d'assister cette année à l'émouvante ablation, par mon maître et ami M. le professeur agrégé Ricard, d'un polype naso-pharyngien presque gros comme le poing et extraordinairement vasculaire : une fois dans le plateau c'était une loque d'un volume insignifiant et la coupe n'en donnait plus une goutte de sang. On ne peut juger que par une injection fine de la vascularisation de ces tumeurs.

En outre la plupart des examens récents ont été faits pour

(1) L. Robert Müller. — Beiträge zur Histologie der normalen und er krankten Schilddrüse. Beiträge zur pathol. Anat. und zur allgemeinen Pathologie, t. XIX, 1896, p. 127.

(2) Beiträge zur pathol. Anatomie des Morbus Basedowii mit besonderer Berücksichtigung der Struma. — Archiv. f. pathol. Anat. und Phys. und für klinische Medizin., t. 143 (1896), p. 509.

trouver des arguments en faveur de la théorie de l'hyper-thyroïdation. M. le professeur Renaut s'étend longuement sur les veines et les lymphatiques, voies d'absorption : les artères ne l'ont pas intéressé.

Pourtant le goître exophtalmique est vasculaire et très-vasculaire.

« La vascularité extrême des tissus rend la trachéotomie fort dangereuse et, en fait, un malade dont parle Trousseau succomba à l'hémorrhagie » (1).

Farner lui-même, qui trouve les vaisseaux diminués, l'avoue à plusieurs reprises : « A l'opération, on trouve à la surface de nombreuses veines grosses comme le doigt, l'artère thyroï-dienne supérieure avait le volume d'une humérale. On dut lier un grand nombre de vaisseaux très fragiles ». (loc. cit. p. 529).

« A l'opération grosses veines à la surface ; forte hémor-rhagie veineuse de petits vaisseaux à parois minces et fra-giles ». (p. 544).

« Forte hémorrhagie par tous les vaissseaux, quelque petits qu'ils fussent ». (p. 545).

4° L'évolution du goître basedowien, son apparition et sa disparition parfois si brusques, ses alternatives rapides d'aug-mentation et de diminution, le différencient trop du goître ordinaire pour que le système nerveux ne joue pas un grand rôle dans sa production.

Dans l'évolution des angiomes et des anévrysmes cirsoïdes nous trouvons déjà des faits à peu près comparables :

» Les autres.... se mettent tout d'un coup à prendre un accroissement considérable ; cet accroissement serait favorisé par la grossesse, la menstruation, les traumatismes (2). »

« Il est des angiomes dont la marche est tout à fait irrégu-lière, et qui subissent, sans cause manifeste, de brusques accroissements. Chez les enfants, il arrive que de petits angiomes

(1) Jaccoud. — Traité de pathologie interne, 6ᵉ édit., 1879. t. I. p. 805.
(2) Quénu. — Traité de chirurgie de MM. Duplay et Reclus, t. I, p. 490.

sous-cutanés, ayant passé complètement inaperçus, subissent en quelques jours, *et même en quelques heures*, un accroissement brusque et considérable, qui les rend manifestement apparents (1). »

Si nous prenons des observations de goître vasculaire, nous trouverons une évolution tout à fait comparable (moins les symptômes d'excitation du sympathique) à celles des maladies de Basedow apparaissant et disparaissant rapidement.

Le malade de M. le professeur Tillaux (in Piot. Du goître endémique) entrait à Saint-Antoine, le 19 février 1891, avec battement, frémissement, souffle thyroïdien ; le 4 mars, il n'y avait presque plus rien.

Dans le mémoire de Lücke, je retrouve des observations analogues.

J. S., 6 ans. — En huit jours tuméfaction de tout le cou, accompagnée depuis deux jours de dypsnée ; corps thyroïde triplé, yeux brillants, frémissement à la palpation, souffle au stéthoscope. La pression réduit complètement la tumeur qui se reproduit par saccades quand la pression cesse. En huit jours diminution notable, puis disparition.

P. S., 17 ans. — Pas de goître antérieur. Fin janvier 1876, augmentation rapide du côté droit du cou. Le 12 février, gêne de la respiration. Lobe droit du volume d'une petite pomme, complètement réductible, reparaissant par saccades, frémissement, souffle. En 10 jours, plus de battements ; en trois semaines, plus de tumeur.

A. C., 12 ans. — En trois semaines, gonflement de tout le cou. Consistance molle, frémissement, souffle, réductibilité incomplète. En huit jours plus de pulsations ni de souffles.

A ces cas, *observés au cours d'une épidémie de goître*, il ne manquait que l'excitation du sympathique pour être des goîtres exophtalmiques. Encore l'auteur ne parle-t-il pas du pouls et dans la première observation il note que les yeux sont devenus brillants.

(1) Delbet. — Traité de chirurgie clinique et opératoire, t. I, p. 459.

CHAPITRE SEPTIÈME

Quelques mots sur le traitement

N'ayant pas spécialement en vue ce point de la question, je ne m'y étendrai pas et renverrai le lecteur à l'intéressante thèse de Solary (1), et pour ce qui concerne la section du sympathique à celle d'Ahmed Hussein (2).

Comme les partisans des autres théories thyroïdiennes, je crois que la maladie ressortit à la chirurgie. Mais, ici comme ailleurs, cas chirurgical n'est pas synonyme de cas à opérer. Il y a des basedowiens qui guérissent spontanément ou du moins qui s'améliorent assez pour ne réclamer aucune thérapeutique; les interventions chirurgicales ne sont pas assez anodines pour qu'on les applique à tous les cas.

Mais une fois qu'il est certain que l'affection ne régresse pas, il ne faut pas hésiter à prendre le couteau. La légende de la bénignité de la maladie de Basedow a vécu. Ce n'est pas pour rien que nos anciens lui donnaient le nom de cachexie exophtalmique; aujourd'hui l'on admet une mortalité de 1 sur 4 ou 5, ce qui est considérable.

Le traitement médical réussit dans les cas qui évoluent

(1) Solary. — Du traitement chirurgical du goître exophtalmique. Th. Paris, 1894, n° 393.

(2) Ahmed Hussein. — Th. de Lyon, 1896.

vers la guérison spontanée. La seconde opérée de Berndt (qui fut guérie complètement et rapidement) avait 65 ans et voulait se suicider. Elle était malade depuis 30 ans, le diagnostic était porté (par Traube) depuis 27 ans ; dans l'intervalle elle avait pris de l'arsenic, de la digitale, du bromure de potassium, de l'ergotine ; cure d'eau, cure d'air, électricité, opium, morphine, thyroïdine n'avaient pas été plus efficaces.

Les médecins d'ailleurs ne sont pas loin d'être convaincus et je pense que l'opinion émise par M. Marie ne tardera pas à devenir celle de la plupart. « Tout ce que je peux dire, c'est que j'ai déjà vu mourir d'une mort misérable un certain nombre de cas de goître exophtalmique, et qu'en présence d'une maladie de ce genre, présentant des phénomènes graves, je n'hésiterais plus à conseiller une opération chirurgicale dont les résultats se sont montrés favorables dans plus de 80 % des cas où elle a été faite. » (1)

La statistique de M. le professeur Heydenreich comporte en effet 82 % de guérisons (2).

En ce qui me concerne je veux seulement examiner les différentes méthodes de traitement chirurgical en me basant sur l'interprétation que j'ai proposée.

Goître, dilatation des vaisseaux, excitation du sympathique, telle est pour moi la filiation des phénomènes. En enlevant le corps thyroïde ou en l'atrophiant, les vaisseaux diminuant, l'excitation du nerf n'aura plus lieu. En liant les vaisseaux on doit supprimer au moins momentanément leur action sur le nerf ; on peut obtenir secondairement une action atrophiante sur le goître. S'il était possible pratiquement de sectionner ou d'enlever le sympathique cervical sans léser les vaisseaux, le résultat d'une telle opération dans un cas de goître exophtalmique devrait être de remplacer le goître avec excitation sympathique par un goître

(1) Marie. — Nature de la maladie de Basedow. Bull. Soc. méd. des hôp., 23 fév. 1894.

(2) Heydenreich. — Semaine médicale, 19 juin 1895.

avec paralysie de ce nerf. (Il est vrai que cette dernière est moins gênante que l'excitation.)

Ces trois modes d'intervention ont été mis en pratique, le troisième tout récemment :

1° *Méthodes agissant directement sur le goître.* — Quand on est bien convaincu que le goître est la maladie première dont tout le reste n'est que complication, on est amené à ne traiter que le goître et à le traiter comme dans les cas ordinaires. Dans ces cas on ne songe à intervenir chirurgicalement que lorsque le traitement iodé sous forme d'iode, iodoforme, iodure est resté inefficace: On y joint parfois l'injection intraparenchymateuse de teinture d'iode, mais il faut bien savoir que celle-ci est à peu près aussi dangereuse que les opérations véritables, et qu'elle donne une fausse sécurité.

Dans la maladie de Basedow l'iode avait été employé et recommandé par Stokes, Gros, Piorry, Bouillaud ; il n'en fut plus question depuis que Trousseau lui jeta l'anathème. Ce serait une question à reprendre ; nous voyons en effet que dans les cas de goîtres vasculaires de Tillaux et de Lücke l'iodure de potassium fut administré avec succès ; pourtant l'un des cas de Lücke commençait peut-être à devenir exophtalmique.

Les injections iodées sont peut-être plus dangereuses encore dans le goître vasculaire que dans les autres formes ; Lücke en obtint pourtant la résorption de noyaux restés après disparition de la tumeur principale.

Dans le goître exophtalmique, Terrillon et Sébileau en 1886, Thyssen en 1889 en ont obtenu des guérisons.

L'électricité doit également agir sur le goître lui-même. Très-vantée par Vigouroux, décriée par Taylor, von Dush, Eulenburg, Guttmann, Chvostek, on conçoit fort bien qu'elle puisse agir à la longue sur une tumeur vasculaire. Elle serait plus efficace sans doute sous forme de galvanopuncture (Scoutetten l'employait autrefois dans le goître vasculaire).

Les sétons et les caustiques ont été justement abandonnés ; ils avaient bien donné des améliorations à Mac Naughton Jones et à Ollier, mais ce sont des procédés qui répugnent à la chirurgie moderne.

Restent les véritables interventions chirurgicales dirigées contre le goître : la thyroïdectomie totale ou partielle, la strumectomie ou énucléation, l'exothyropexie.

La thyroïdectomie totale doit être rejetée bien entendu par crainte du myxœdème ; la thyroïdectomie partielle a donné d'excellents résultats. Mais s'il est vrai que ce sont les artères thyroïdiennes inférieures qui excitent le sympathique, il faudrait employer un autre procédé que celui de Mikulicz et laisser plutôt en place la corne supérieure. La strumectomie n'agit peut-être pas aussi bien sur les artères thyroïdiennes que la thyroïdectomie. Quant à l'exothyropexie, je persiste à croire qu'elle ne doit être qu'un pis-aller, et je doute qu'elle soit destinée à un grand avenir. On a pu voir que l'innocuité n'en était pas absolue et les suites en sont longues, malpropres et pénibles.

Le goître basedowien ne se comporte pas absolument comme les autres après la thyroïdectomie partielle.

Lorsqu'on enlève, dans les cas de goître vulgaire, un lobe ou un fragment de la glande, en général les parties laissées régressent.

Dans le goître exophtalmique, il semble que ce ne soit pas la règle.

Wolff (1) a pu suivre 26 cas de thyroïdectomies partielles; sur ces 26, il y avait 4 cas de maladie de Basedow. 14 fois, il y eut régression complète des fragments restés en place, et cela dans un laps de temps variant entre huit semaines et un an. Dans 12 cas, la régression resta incomplète, et c'est dans cette catégorie que se placèrent tous les quatre goîtres basedowiens.

(1) J. Wolff. — Mittheilungen zur Kropfestirpation. — Deutsche med. Wochenschrift, 1893, p. 245.

Sur ces 12 cas où la régression fut incomplète il y eut 7 récidives, plus une douteuse.

Deux des goitres basedowiens récidivèrent. Dans le premier cas l'auteur constata la récidive la plus précoce qu'il ait vue; elle eut lieu au bout de trois mois dans le côté non opéré. L'autre était opéré depuis quatre ans lorsque survint la récidive, également dans le côté opposé.

Ainsi, la régression incomplète, en se basant sur ces chiffres, se présente avec une proportion de 100 °/₀ dans le goitre basedowien, avec une proportion de 36,6 °/₀ dans les autres; la récidive a lieu dans 27,7 °/₀ dans des cas de goitres ordinaires dans 5o °/₀ des cas de goitres exophtalmiques.

L'observation la plus intéressante au point de vue des récidives est celle de Jaboulay (1), qui se trouve aussi dans la thèse d'Ahmed Hussein.

Sur une jeune femme de 21 ans, basedowienne récente, Jaboulay fit en septembre 1893 l'exothyropexie. L'amélioration fut réelle, mais de peu de durée. En décembre 1893 deuxième exothyropexie avec même résultat. En avril 1895, extirpation du lobe droit. Un mois après, cautérisation du lobe gauche.

En décembre 1895, extirpation du lobe gauche.

En février 1896, section du sympathique cervical à gauche. Le 2 juin 1896, cautérisation de l'isthme ; le 23 juin troisième exothyropexie avec troisième thyroïdectomie partielle. Et ce n'est peut-être pas fini ! Avant cette dernière opération il est noté que les battements et le souffle avaient persisté dans le reste du corps thyroïde et dans les vaisseaux.

Jaboulay en conclut : « Il faut que notre goitre exophtalmique relève des centres nerveux pour échapper ainsi aux lois de la physiolopie pathologique des goitres ordinaires ».

Ma conclusion sera bien différente : Le goitre exophtalmique se rapproche dans bien des cas tellement des anévrysmes cir-

(1) Jaboulay. — Lyon médical, 22 mars 1896.

soïdes qu'il ne faut pas s'étonner s'il relève parfois des lois de la physiologie pathologique de ces tumeurs.

En effet il est de notion courante que, pour qu'un anévrysme cirsoïde guérisse, il faut qu'il ne reste plus en aucun point de communication large artério-veineuse.

Le résultat ordinaire des interventions sur le corps thyroïde est excellent; il est rapide, mais pas toujours durable. Ce sont les palpitations, qui diminuent d'abord et presque tout de suite, puis la tachycardie. L'excitation, d'après Rehn, ne diminue qu'au bout de quelques jours. Le sommeil revient; le tremblement, la sensation subjective de chaleur et la sueur demandent parfois quelques semaines pour disparaître. L'exophtalmie est le symptôme le plus rebelle. Elle diminue à peu près toujours, mais il en reste un certain degré.

2° *Méthodes agissant sur les artères afférentes.* — La ligature des artères thyroïdiennes inférieures ou des quatre thyroïdiennes (Wölfler, Drecsmann) doit amener dans les cas de goître peu vasculaire une atrophie notable du corps thyroïde; mais, dans les cas de goître pulsatile, il est à craindre qu'elle soit aussi inefficace que la ligature des troncs afférents dans l'anévrysme cirsoïde. Si elle était faite immédiatement avant le point de rapport intime de la thyroïdienne inférieure, il est probable que, même inefficace sur le goître, elle serait suffisante pour supprimer à jamais les phénomènes d'excitation du sympathique.

Dans un cas de Lavisé, à grand développement vasculaire, les symptômes reparurent au bout de quelques mois et la malade mourut.

3° *Méthodes agissant sur le sympathique cervical.* — Ici la théorie nous dit que, si les vaisseaux ne sont pas liés au cours de l'acte opératoire, le goître ne doit pas être modifié. Si la section porte au-dessus du niveau de l'artère thyroïdienne, l'exophtalmie doit disparaître rapidement, la tachycardie ne doit disparaître que lorsque les filets accélérateurs cardiaques du cordon cervical ont perdu leur excitabilité par dégénérescence. Si la section porte au-dessous de l'artère thyroïdienne, c'est la tachycardie qui doit disparaître d'abord, l'exophtalmie seulement ensuite. De plus la section unilatérale ne doit agir que sur l'exophtalmie du même côté; elle ne doit agir qu'exceptionnellement sur le cœur, puisque la plupart du temps les deux sympathiques sont excités.

Dans une observation de Jaboulay (Lyon médical, 22 mars 1896, et Ahmed Hussein, obs. III), la saillie de l'œil droit avait été diminuée par les opérations antérieures. La section du sympathique gauche amena la diminution de l'exophtalmie du côté gauche, les palpitations et le tremblement disparurent en partie et seulement d'une façon passagère. Le goitre ne fut pas modifié. Dans une autre observation de Jaboulay (1), la section fut faite à droite au-dessous du ganglion moyen, à gauche au-dessus. Le septième jour le pouls était à 100, l'exophtalmie et le goitre avaient diminué. Au bout de quinze jours, exophtalmie, tachycardie, tremblement avaient disparu, le goitre avait notablement diminué.

Je crois que dans ces opérations les artères thyroïdiennes inférieures doivent être intéressées, la diminution du goitre doit être la conséquence de ce fait.

En somme, quelle est la meilleure conduite à suivre. Dans les cas de goitre exophtalmique qui méritent une intervention chirurgicale, je crois qu'il faut préférer la thyroïdectomie qui n'est ni plus grave, ni plus difficile que la ligature des thyroïdiennes inférieures ou la section du cordon cervical au niveau de ces artères (Ahmed Hussein préconise la section au niveau du ganglion moyen). En même temps que cette opération fait disparaître les phénomènes nerveux, elle débarrasse le patient de son goitre, qui seul suffit souvent à décider le chirurgien à intervenir.

(1) Gayet. — Lyon médical 26 juillet 1896. — Ahmed Hussein obs. II.

Cette thyroïdectomie, je la voudrais large et ne laissant, à l'inverse de celle de Mikuliez, que cornes supérieures. Il faudrait, bien entendu, se méfier du nerf récurrent.

Si au bout d'un temps notable l'exophtalmie était encore suffisante pour que le malade en fût incommodé, on pourrait alors lui faire la section du cordon cervical. Celle-ci, faite d'emblée, ne me sourit guère : les auteurs ne parlent pas des troubles consécutifs à sa section, mais cela ne veut pas dire qu'il n'en existe pas. Pour être moins gênante que l'excitation du sympathique, sa paralysie n'en doit pas moins avoir quelques inconvénients.

CONCLUSIONS

Conclusions

L'excitation du sympathique cervical est une complication qui peut surgir au cours de toutes les formes du goître, surtout des formes vasculaires, au cours même des sarcomes du corps thyroïde. Les cas ainsi compliqués ont formé jusqu'ici une classe à part, sous le nom de goîtres exophtalmiques.

Le volume de la glande, ses connexions, sa sécrétion interne ne jouent aucun rôle dans la pathogénie de cette complication. Si le goître la détermine, c'est par les modifications qu'il amène dans le calibre et la circulation des artères thyroïdiennes inférieures, dont les rapports avec le cordon cervical sont parfois très intimes.

Le syndrome basedowien, n'étant qu'une complication d'une affection chirurgicale, ressortit donc à la chirurgie

TABLE DES MATIÈRES

ERRATA

Page 33, ligne 28 : exorbitisme au lieu de exhorbitisme.

— 38, — 26 : perdu*e* de vue au lieu de perdu de vue.

— 58, — 10 : veines *efférentes* au lieu de veines afférentes.

— 59, — 16 :   idem   idem.

— 61, — 11 : réalis*é* au lieu de réalise.

— 62, — 10 : tro*nc* au lieu de trou.

— 66, — 30 : ? au lieu de .

— 71, — 12 : encore au lieu de encores.

— 90, en note : Kropf*ex*stirpation au lieu de Kropfestirpation.

— 94, ligne 2 : que *les* cornes au lieu de que cornes.

Table : 71 au lieu de 70.

— : 77 au lieu de 76.

— : 81 au lieu de 80.

A LA MÊME SOCIÉTÉ D'ÉDITIONS

BERTILLON (Dr Jacques), chef des Travaux statistiques de la ville de Paris, membre du Conseil supérieur de statistique, etc. — **Cours élémentaire de statistique** conforme au programme arrêté par le Conseil supérieur de statistique et adopté par M. le Préfet de la Seine, pour le concours à l'admissibilité au grade de Commis-Rédacteur à la préfecture de la Seine. Broché . . . . **10 fr.**

BERTRAND (L.-E.), médecin en ' de la marine, ancien professeur aux Écoles de médecine navale, et FONTAN (J.), pro seur de chirurgie navale et de chirurgie d'armée à l'École de médecine navale de Toulon. — **Traité médico-chirurgical de l'Hépatite suppurée des pays chauds,** grand abcès du foie. In-8° de 732 p. avec tracés et figures. . . . . **16 fr.**

BLANCHARD (Dr R.), professeur agrégé à la Faculté de médecine de Paris, secrétaire général de la Société zoologique de France. — **Histoire zoologique et médicale des Téniadés du genre Hyménolepis Weinland.** In-8° de 112 pages orné de nombreuses figures. . . . . **3 fr. 50**

BOURQUELOT (Émile), docteur ès-sciences, professeur agrégé à l'École supérieure de médecine de Paris, pharmacien en chef de l'Hôpital Laënnec. — **Les Fermentations,** vol. de l'Encyclopédie des connaissances pratiques. In-8° de 205 pages, illustré de 21 figures intercalées dans le texte. Cartonné . . . . **4 fr.**

BOURQUELOT (Émile). — **Les Ferments solubles,** 10e volume de l'Encyclopédie des connaissances pratiques. In-8° de 220 pages. Cartonné. . . . . **4 fr.**

CALMETTE (D.-A.), directeur de l'Institut Pasteur de Lille, médecin principal du corps de santé des colonies, ancien directeur de l'Institut bactériologique de Saïgon. — **Le Venin des Serpents.** Physiologie de l'envenimation. Traitement des morsures venimeuses par le sérum des animaux vaccinés. In-8° de 72 pages. Broché . . . . **3 fr.**

CLADO (Dr), chef des travaux de gynécologie à l'Hôtel-Dieu, ancien chef de clinique et de laboratoire de la Faculté. — **Traité des tumeurs de la vessie.** Un fort volume in-8° de 750 pages, 18 tableaux et 126 gravures dans le texte. Broché . . . . **10 fr.**

GAUTIER (A.), membre de l'Institut, professeur de chimie à la Faculté de médecine de Paris, membre de l'Académie de médecine. — **Les Toxines microbiennes et animales.** Grand in-8 de 620 pages avec 20 figures dans le texte . . . . **15 fr.**

JOERGENSEN (Alfred), directeur du Laboratoire pour la physiologie des fermentations et de la technologie des fermentations. Copenhague. — **Les Micro-organismes de la fermentation,** traduit par Paul Freund et révisé par l'auteur. In-8° de 348 pages avec 56 illustrations dans le texte. Broché. **5 fr.**

LABORDE (J. V.), directeur des travaux pratiques de physiologie à la Faculté, membre de l'Académie de médecine. — **Traité élémentaire de physiologie** d'après les leçons pratiques de démonstration, précédé d'une introduction technique à l'usage des élèves. In-8° de 450 p. avec 130 fig. dans le texte et 25 pl. dans l'introduction. Broché. **10 fr.**
Cart. à l'angl., fer spécial . . . . **12 fr.**

LÉGER (E.), pharmacien en chef à l'Hôpital Beaujon. — **Les Alcaloïdes des Quinquinas,** avec une préface de JUNGFLEISCH. In-8° de 278 pages. Broché . . . . **7 fr. 50**

LETULLE (Dr), **Guide pratique des Sciences médicales,** publié sous la direction scientifique du Dr LETULLE, professeur agrégé à la Faculté de médecine de Paris, médecin des Hôpitaux. Encyclopédie de poche pour le praticien. Ouvrage in-18 de 1500 pages, cartonné à l'anglaise . . . . **12 fr.**
Le supplément pour 1892. In-18 de 420 pages . . . . **5 fr.**
Le supplément pour 1893. In-18 de 440 pages . . . . **5 fr.**

MARCHAND (Dr Léon), professeur de cryptogamie à l'École supérieure de pharmacie. — **Énumération méthodique et raisonnée des familles et des genres de la classe des Mycophytes** (Champignons Lichens). In-8° de 334 pages, avec 166 figures intercalées dans le texte . . . . **10 fr.**

MAUMENÉ, docteur ès-sciences. — **Manuel de Chimie photographique.** Un vol. in-8° de 499 pages. Broché . . . . **5 fr.**

SONNIÉ-MORET, Docteur en médecine, pharmacien en chef de l'Hôpital des Enfants malades. — **Éléments d'analyse chimique médicale appliquée aux recherches cliniques.** Vol. in-8° de 340 pages . . . . **6 fr.**